Meinem Großvater Friedrich Gartz (1896-1946)
aus gegebenem Anlass gewidmet.

Danksagung

Dr. med. Maike Hülsebusch, Berlin, sei sehr herzlich für die Inspiration zu diesem Buch gedankt. Genauso herzlich danke ich Dr. Simon Brandt, Liverpool, dafür, dass er kontinuierlich damit beschäftigt war, die sehr seltene Literatur aufzuspüren.

Inhalt

Vorwort

„Zum Schluß möchte ich noch erwähnen, es möge mir hoffentlich gelungen sein, in Form dieses kleinen Referates zu zeigen, daß es auch heute noch möglich ist, mittels einer seit langer Zeit bekannten und ganz einfachen Chemikalie, wie sie das Wasserstoffperoxid darstellt, zu völlig neuen und wertvollen therapeutischen Anwendungen zu kommen, die einen erheblichen Fortschritt unserer therapeutischen Hilfsmittel darstellen."

Fritz Hauschild (1908-1974), Direktor des Institutes für Pharmakologie und Toxikologie der Universität Leipzig, beim Eröffnungsreferat zum „Wasserstoffperoxid-Symposium" am 10. März 1967 in Leipzig.

Einleitung

Dieses Buch beschreibt die kontroverse Geschichte der Anwendung von Wasserstoffperoxid sowie einiger seiner nahen chemischen Verwandten in der Medizin. Ich habe mich entschlossen, meine Erkenntnisse in Buchform zu veröffentlichen, da mir im Laufe meiner theoretischen und praktischen Arbeit an und mit diesen Substanzen klar wurde, dass der Ausspruch von Hauschild heute aktueller denn je sein könnte. Nicht nur lässt sich Hauschilds These mit wenig bekannten, älteren Forschungsberichten belegen, sondern auch mit sehr aktuellen, die die Funktion der Substanz im Körper sowie beim Stoffwechsel von Krebszellen betreffen.

Im Rahmen meines Diploms und der Promotion habe ich solche Peroxide hinsichtlich ihrer Synthese und des Zerfalls ausführlich untersucht und auch in der pharmazeutischen Industrie entsprechende Präparate auf ihre Stabilität hin analysiert. Auch konnte ich mit Kollegen dabei einige neuartige Peroxide patentieren lassen.

Während der Literaturrecherchen zu den Peroxiden erweckten zunehmend die vielen medizinischen Publikationen mein Interesse, die kontinuierlich etwa seit 1880 weltweit zu erscheinen begannen, wobei hier die Medizin in den USA die Pionierrolle innehatte. Die Substanz wurde für die verschiedensten Zwecke eingesetzt, zum Beispiel zur Desinfektion oder zur Behandlung von Infektionskrankheiten, ja, sogar von Krebsheilung war die Rede. Da gab es Anregungen, durch Applikation kleiner Mengen mehr körperliches Wohlbefinden zu erreichen und Berichte über geheilte Arteriosklerose. Staunend sah ich, dass das Interesse danach nicht etwa nachließ, sondern eine stete Zunahme zu verzeichnen war. Seit den 1920er Jahren mehrten sich auch die kritischen Stimmen, wobei das Hauptgebiet der Kontroversen in den USA lag.

Schaut man sich diese Berichte näher an, so stellt man schnell fest, dass deren Autoren kaum eine der damals längst existierenden Publikationen zu kennen schienen. In neuerer Zeit werden besonders europäische Befunde kaum berücksichtigt. Neben amerikanischer Egozentrik spielt sicher auch die mangelnde Sprachkenntnis eine große Rolle. So werden oft von einer Publikation zur nächsten schon die Titel von Literaturangaben falsch abgeschrieben und gelegentlich wird das Rad sogar neu erfunden, aus Unkenntnis schon lange beschriebener Sachverhalte.

Aber auch in der europäischen Medizin wird oft unzureichend zitiert und man gewinnt den Eindruck, dass – aus welchen Gründen auch immer – keine umfassende Literaturrecherche erfolgte. So las ich erstmals davon, dass ein Peroxid mit gutem Erfolg die Metastasen bei Prostatakrebs zurückgedrängt hatte, nicht etwa in einer medizinischen Zeitschrift – der polnische Chemiker T. Urbanski zitierte diese französische Arbeit von 1960 wenige Jahre später interdisziplinär in seinem dreibändigen Standardwerk über Explosivstoffe! Die betreffende Substanz, die später noch beschrieben wird, kann – wie viele andere Peroxide – explodieren, wenn sie trocken vorliegt.

In diesem Zusammenhang ist auch interessant, dass ich in diesem Jahr bei gleich zwei verschiedenen fachlichen Anfragen an Forscher, die sich mit dem Krebsstoffwechsel auseinandersetzen (Universität Regensburg, Krebsforschungszentrum Heidelberg) überhaupt keine Antwort erhielt. Das hatte ich in meiner wissenschaftlichen Laufbahn so nie erlebt –gewöhnlich entwickelt sich eine Kommunikation, von der beide Parteien profitieren. Auch der Präsident der Deutschen Krebshilfe e.V. hüllte sich nach einer Anfrage in Schweigen. In Teilen dieser Zirkel scheint offenbar eine gewisse Bunkermentalität zu herrschen.

Um die Problematik dieses Buches und sicher auch solcher Verhaltensweisen besser zu verstehen, ist es wichtig, die Unterschiede der exakten Naturwissenschaften wie Chemie oder Physik zur Medizin aufzuzeigen.

Gemeinsam ist diesen Fächern natürlich, dass sie sich beständig weiterentwickeln. Während aber in den Naturwissenschaften Hypothesen im unbelebten Bereich der Materie experimentell überprüft werden können und die Theorien die Natur zunehmend exakter spiegeln, sieht es in der Medizin viel komplizierter und teilweise auch verworrener aus. Das resultiert dann zum Beispiel in „Therapiewellen", Behandlungsformen, die in regelmäßigen Abständen wieder „in Mode kommen" und trotz neuem Gewand die alten Inhalte umschließen – was aber mitunter auch den endgültigen Durchbruch der wissenschaftlichen Wahrheit bedeuten kann.

Sicher haben in den letzten Jahrzehnten exakte Messmethoden in die Medizin Eingang gefunden, die vorher völlig undenkbare Feinanalysen des Gewebes ermöglichen, so die Computertomographie, der Ultraschall, PET-Untersuchungen, Szintigraphien oder die Kernspintomographie. Diese kommen aus den naturwissenschaftlichen Bereichen; der Vorläufer der Kernspinuntersuchungen (MRT) etwa wird schon seit 50 Jahren als NMR-Verfahren zur Strukturanalyse chemischer Stoffe angewendet.

Allerdings hinkt die Therapie mit Pharmaka der Exaktheit der analytischen Befunde erheblich hinterher. Neben dem noch immer sehr mangelhaften Verständnis darüber, was im Körper in seiner Komplexität biochemisch und physikalisch tatsächlich passiert, spielen traditionell auch andere Faktoren in der Medizin eine sehr bedeutende Rolle. Hier steht kein unbelebtes Objekt zur Analyse, sondern der Patient in seiner individuellen Vielschichtigkeit. Gleiches gilt natürlich auch für die Veterinärmedizin. Wenn dagegen der Chemiker im Labor unter identischen Bedingungen gleiche Stoffe miteinander reagieren lässt, dann kommen immer die gleichen Endprodukte heraus.

Ganz anders bei der Therapie mit Pharmaka. Abgesehen davon, dass ein Wirkstoff leider durch fehlende Spezifik in den allermeisten Fällen viele Wirkungen entfaltet, wobei meist nur eine erwünscht ist, gibt es auch Unterschiede zwischen ethnischen Gruppen. Weitere Variationen treten zwischen Männern und Frauen auf, wobei Letztere generell gegen Gifte (Pharmaka als Fremdstoffe) empfindlicher sind. Noch empfindlicher, mit teilweise abweichenden Stoffwechselwegen, sind Kinder, die nicht nur wie „kleine Erwachsene" behandelt werden dürfen. So ist zum Beispiel

Aspirin für sie giftig und verbietet sich als Medikament. Senioren sind eine weitere Problemgruppe: Sie bekommen aufgrund multipler Erkrankungen mit Abstand die meisten Pharmaka verschrieben. Die teils wilden Kombinationen von zehn hochwirksamen Arzneistoffen (und mehr) können auch von besten Pharmakologen nicht mehr in ihrer möglichen Wechselwirkung überblickt werden. Viele Arzneimittel werden von alten Menschen langsamer abgebaut und können sich so im Körper ansammeln (Kumulation).

Es darf nicht vergessen werden, dass neue Stoffe stets an jungen männlichen Erwachsenen geprüft werden. Diese Gruppe zeigt von der Konstitution her die wenigsten Nebenwirkungen. Nicht ohne Grund gibt es Pharmaskandale, die zur Rücknahme von Stoffen führen. Manchmal werden die Nebenwirkungen aber auch erst nach längerer Anwendung sichtbar, weil vielleicht nur ein Teil der Bevölkerung aufgrund einer bestimmten biochemischen Variation abnorm reagiert.

Eine andere Komponente bei der Therapie mit Arzneimitteln ist der Placebo-Effekt, der schon zur Interaktion zwischen Arzt und Patient überleitet, bei der komplizierte psychosomatische Prozesse ablaufen. Wird zum Beispiel mit der nötigen Autorität eine Zuckerlösung als Morphium deklariert und angewendet, dann können Schmerzen verschwinden und Patienten schläfrig werden. Aber auch auf „rein" psychischer Ebene hat schon früher mancher Händedruck des Heerführers für den Moment den Schmerz vom abgeschossenen Bein verschwinden lassen. In diese Kategorie gehörten auch die Ankündigungen von Schamanen, dass für Kranke keine Hoffnung mehr bestehe. Die Betroffenen zogen sich daraufhin zurück und starben tatsächlich. Bei den anschließenden Untersuchungen durch die westliche Medizin wurde dann ein Herztod registriert, eine reine Angstreaktion also, die mit der anderen Krankheit gar nichts zu tun hatte. Ähnliche Todesfälle aus Hoffnungslosigkeit wurden auch in Kriegsgefangenenlagern beobachtet.

Traditionell stehen Ärzte auf einem hohen Sockel („Halbgötter in Weiß"), was sich zusätzlich auf die Wirkung einer Therapie mit Arzneistoffen auswirkt. Ist der Arzt gut und trifft er bei der Therapie die richtigen Entscheidungen, kann der Patient mehrfach profitieren. Allerdings können durch dieses Phänomen auch Studien hinsichtlich der Therapiewirkung verfälscht werden. Deshalb werden heute die Stoffe im doppelten Blindversuch getestet: Man schaltet diese menschliche Komponente dadurch aus, dass man dem Arzt die genaue Zusammensetzung der konkreten Tablette vorenthält.

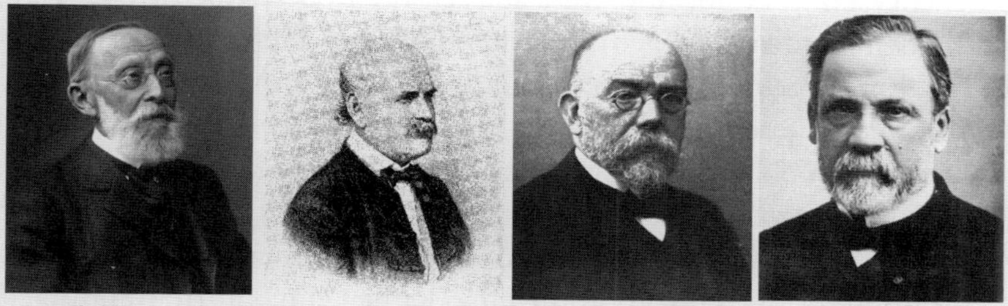

Rudolf Virchow *Ignaz Semmelweis* *Robert Koch* *Louis Pasteur*

Dieser autoritäre Mechanismus, der im Verhältnis zwischen Arzt und Patient zum Tragen kommt, findet sich aber auch in der Struktur der Ärzteschaft selbst. Traditionell bauen Koryphäen der Zunft ganze Schulen auf, bei denen streng von oben nach unten die Ideen des Meisters gepflegt und realisiert werden müssen. So folgen noch heute viele Kliniken ihren speziellen Abläufen und Therapien aus dem großen, existierenden Pool an Möglichkeiten. Früher war das durchaus noch schlimmer: Koryphäen, die als Pioniere Großtaten geleistet haben, wurden zum Hemmschuh der historischen Entwicklung und verzögerten diese im Extremfall erheblich. Ein markantes Beispiel ist Rudolf Virchow (1821-1902), ein historisch bedeutender Mediziner, der (neben seinen Tätigkeiten als Politiker und selbst Archäologe) als Begründer der Pathologie gilt und bedeutende Beiträge zur Hygiene lieferte: In seiner Spätphase stand er den Erkenntnissen der neuen Bakteriologie, auch in hygienischer Sicht, ablehnend gegenüber und verhöhnte etwa Ignaz Semmelweis (1818-1865), der nachwies, das beim Kindbettfieber die Ärzte selbst durch ihre Hände die Erreger von Wöchnerin zu Wöchnerin übertrugen. Als Virchow schließlich am 4. Januar 1902 in Berlin zu einem Vortrag eilte, dabei im hohen Alter aus der noch fahrenden Straßenbahn sprang, stürzte und bald an den Folgen der Knochenbrüche starb, gab es bereits seit zehn Jahren das Preußische Institut für Infektionskrankheiten. Dieses war nach dem neuen Reichsseuchengesetz vom 30. Juni 1890 speziell für Robert Koch (1843-1910) geschaffen worden. Koch erhielt später, im Jahre 1905, für seine mikrobiellen Entdeckungen mit Recht den Nobelpreis für Medizin.

Aber auch die Schule um Robert Koch hatte ihr Feindbild, wobei hier vielleicht noch politische Aspekte eine Rolle spielten. Der Franzose Louis Pasteur (1822-1895) hatte ebenfalls grundlegende Arbeiten zu Bakterien veröffentlicht, so über das noch heute verwendete Pasteurisieren zur Keimfreiheit durch Erhitzen von Lösungen, oder neu eingeführte Impfungen. Aus heutiger Sicht stritten sich beide Lager sehr lange um eine Vielzahl kleiner Details, die aber nie die großen Errungenschaften beider Männer in Zweifel ziehen konnten.

Die Hierarchie ist auch heute leicht an medizinischen Publikationen abzulesen, in denen oft außergewöhnlich viele Autoren bei Themen auftreten, die sicher in der Praxis vorher nur einen oder zwei tatsächliche Bearbeiter hatten. Die Leiter werden in allen Veröffentlichungen genannt, auch wenn sie häufig über die Forschungen bis zur Publikation keine Kenntnis hatten.

Für diese beschriebenen inneren Mechanismen ist die Geschichte der medizinischen Anwendung des Wasserstoffperoxids und seiner Verwandten geradezu ein Paradebeispiel. Wobei hier fast von einer schizophrenen Spaltung gesprochen werden kann: Einzelne Gebiete wie die Zahnheilkunde verwenden die Substanz schon über 100 Jahre ausgiebig, während andere Verwendungen oft als Scharlatanerie behandelt werden, obwohl auch hier medizinische Berichte mit überzeugenden Ergebnissen vorliegen.

Dieses Buch möchte zunächst die historische „Achterbahnfahrt" der Anwendung des Wasserstoffperoxids nachzeichnen, anhand alter und neuester Daten dessen Wirksamkeit aufzeigen und nicht zuletzt ein Aufruf zu rationeller Forschung und Therapie sein.

Entdeckungsgeschichte des Wasserstoffperoxids

Das Wasserstoffperoxid ist mittlerweile fast zweihundert Jahre bekannt. Die Vorarbeiten zu dieser Entdeckung wurden von berühmten Forschern geleistet. Zunächst forschte Carl Wilhelm Scheele (1742-1786) in Stralsund, das infolge des Dreißigjährigen Krieges zu dieser Zeit zu Schweden gehörte. Er entdeckte eine große Anzahl grundlegender Elemente und Verbindungen, so Chlor, Sauerstoff, Glycerin, Zitronen-, Wein- und Milchsäure sowie die hochgiftige Blausäure. Man nimmt an, dass er das erste Opfer der letztgenannten Substanz war, da er im Alter von nur 44 Jahren tot im Laboratorium aufgefunden wurde und keine Vorerkrankungen bekannt waren.

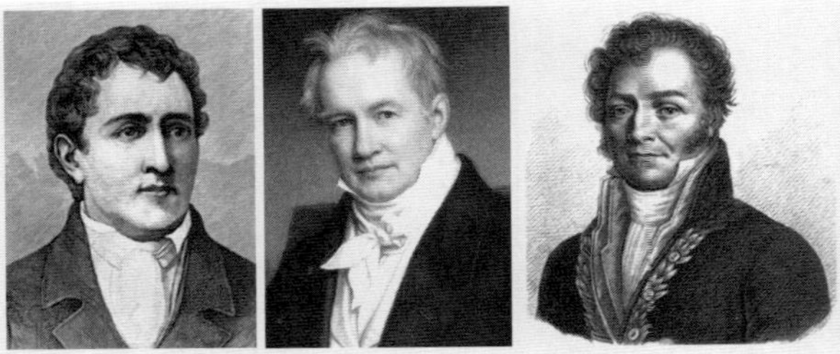

Carl W. Scheele *A. v. Humboldt* *Louis J. Thenard*

Scheele erforschte auch Erze, so den „Bologneser Sonnenstein", der eine Verbindung des damals noch unbekannten Elementes Barium war und heute Schwerspat oder Baryt genannt wird. Dieses chemisch als Bariumsulfat bezeichnete Salz wird heute noch als Kontrastmittel bei Röntgenuntersuchungen des Magens verwendet. Im Gegensatz zu den stark giftigen wasserlöslichen Bariumsalzen ist das Baryt wegen der völligen fehlenden Löslichkeit untoxisch. Er stellte aus dem Erz die neue Verbindung Bariumoxid her, den Grundstoff für die nächste Entdeckung.

Als Universalgenie war der berühmte Naturforscher Alexander von Humboldt (1769-1859) vor seinen Forschungsreisen in seiner Pariser Zeit 1799 auch auf chemischem Gebiet tätig. Er erhitzte das Bariumoxid an der

Luft und erhielt eine neue chemische Verbindung, die bei noch höheren Temperaturen wieder Sauerstoff abgab und sich zu Bariumoxid zurückbildete. Bei diesem Prozess war also Sauerstoff aufgenommen worden. Dieser Stoff wird heute Bariumperoxid genannt; früher wurden dieses und andere Peroxide als „Hyperoxyd" oder als „überoxydiert" bezeichnet. Erst Ende des 19. Jahrhunderts bürgerte sich allgemein der Name Peroxyd ein, das „y" wurde dann vor etwa 50 Jahren allmählich durch ein „i" ersetzt. Bariumperoxid war der Ausgangsstoff für die Herstellung des Wasserstoffperoxids.

Im Jahre 1818 versetzte schließlich der französische Chemiker Louis Jacques Thenard (1777-1857) in Paris das Bariumperoxid mit starken Säuren wie Salpeter-, Salz- oder Schwefelsäure. Letztere wurde dann zum Mittel der Wahl, da neben dem Wasserstoffperoxid die Säure hier als unlösliches Baryt gebunden wurde und als weißer Niederschlag ausfiel. Nach der Filtration wurden wässrige Lösungen des Wasserstoffperoxids erhalten, das neue, bemerkenswerte Eigenschaften besaß. Versuche, die neue chemische Substanz aus dem Wasser abzutrennen, scheiterten. Beim Erwärmen der Lösung entstand Sauerstoff, doch zur Verblüffung der Forscher ließ sich im zurückbleibenden Wasser kein weiterer Stoff nachweisen. Deshalb wurde die Substanz zuerst „Sauerstoffwasser" oder „überoxydiertes Wasser" genannt. Die Zersetzung konnte auch schon durch Staub, Laugen oder Metallpulver eingeleitet werden und war mitunter sehr heftig. Neben weiteren chemischen Reaktionen fiel besonders die Bleichwirkung gegenüber natürlichen Farbstoffen auf. Ähnliches war schon von dem stinkenden und giftigen Chlor bekannt.

> Bariumperoxid war der Ausgangsstoff für die Herstellung des Wasserstoffperoxids.

Heute weiß man, dass das Wasserstoffperoxid überall in der Natur in Spuren vorkommt. Es bildet sich in geringen Mengen aus Wasser und Sauerstoff unter Einfluss von UV-Bestrahlung oder elektrischen Entladungen. Auch die sogenannte Rasenbleiche beruht auf der Bildung von Wasserstoffperoxid. Meerwasser, Schnee und Mineralwasser enthalten es; angeblich soll das Heilwasser der Quelle des Wallfahrtsorts Lourdes besonders reich an Peroxid sein. Im Stoffwechsel von Mensch, Tier und Pflanzen tritt Wasserstoffperoxid bei den verschiedensten Vorgängen als Zwischen- und Signalstoff auf, wie neueste Erkenntnisse zeigen, über die später berichtet wird. Muttermilch enthält viel Wasserstoffperoxid, besonders große Mengen sind in der zuerst gebildeten Milch (Kolostrum) nachzuweisen.

Als Kuriosum ist die Bildung eines relativ konzentrierten Wasserstoffperoxids als Waffe des Bombardierkäfers zu nennen, der hauptsächlich in Afrika und Asien vorkommt. Der nur 1,5 cm große Käfer kann ein Wehrsekret über 20 cm verschießen. In speziellen Kammern entsteht Wasserstoffperoxid mit dem Phenol Hydrochinon, wobei Ersteres dann blitzartig bei Zugabe von Enzymen wie Katalase in Wasser und Sauerstoff zerfällt und die etwa 100 Grad heiße, ätzende Mischung verschießt. Verblüffend ist hierbei das Zusammenspiel der Elemente: So öffnen sich die „Ventile" gerade zum richtigen Zeitpunkt, und der Käfer kann gezielt in verschiedene Richtungen auf Bedrohungen wie Frösche und Vögel schießen. Er lädt sogar für mehrere Schüsse nach.

Die schon durch kleinste Verunreinigungen ausgelöste Zersetzung des Peroxids in Wasser und Sauerstoff verhinderte andererseits lange die Anwendung des Peroxids in der Technik. Erst der Berliner Chemiker Richard Wolffenstein (1864-1926) entdeckte, dass die Substanz sich konzentrieren lässt, wenn die wässrigen Lösungen im Vakuum destilliert werden. In Abhängigkeit vom reduzierten Luftdruck kann Wasser zum Beispiel schon bei 60 Grad sieden, nicht erst bei den üblichen 100 Grad. Wolffenstein bemerkte auch die weitaus größere chemische Aktivität des konzentrierten Präparates gegenüber organischen Stoffen und stellte so Peroxide her, die neben Kohlenstoff und Wasserstoff auch die -O-O-Gruppierung des ursprünglichen Moleküls vom Wasserstoffperoxid enthielten (organische Peroxide). So gewann Wolffenstein im Jahre 1895 erstmalig das stark explosive Acetonperoxid.

Die Firma Merck brachte in dieser Zeit das 30-prozentige Peroxid als Perhydrol in den Handel, wobei bereits 1873 die Firma Schering in Berlin großtechnisch eine dreiprozentige Lösung hergestellt und vertrieben hatte. Inzwischen sind verschiedene Stabilisatoren bekannt, die die Zersetzung weitgehend verhindern und so 70- bis 80-prozentige Lösungen ermöglichen. Früher wurden Letztere bis hin zum reinen Peroxid auch als Raketentreibstoff verwendet, wobei sie in Sauerstoff und Wasser unter starker Hitzeentwicklung sehr schnell zersetzt wurden.

Heute werden in der Welt ungeheure Mengen Wasserstoffperoxid für industrielle Zwecke hergestellt. So schwankt die produzierte Jahresmenge zwischen einer und 3,5 Millionen Tonnen! In den letzten Jahren war eine beträchtliche Steigerung festzustellen, da die Substanz durch ihren Zerfall in Wasser und Sauerstoff im ökologischen Verhalten unübertroffen ist. Neben der Rolle als chemisches Zwischenprodukt dient das Peroxid zur Abwasserbehandlung und zur Herstellung riesiger Waschmittelmengen. Bei der Bleiche von Baumwolle zur Zellstoffherstellung hat es das giftige und umweltschädliche Chlor völlig verdrängt.

> Früher wurden 70- bis 80-prozentige Lösungen bis hin zum reinen Peroxid auch als Raketentreibstoff verwendet.

Im Zuge der ersten Herstellung des 30-prozentigen Peroxids wurde eine neue Substanz entdeckt, die heute oftmals die flüssige Variante ersetzt und auch für medizinische Zwecke sehr interessant ist. Als man das Peroxid in die kalte Lösung des Harnstoffs goss, fiel eine feste und weiße Substanz aus. Es handelte sich um ein Additionsprodukt aus Peroxid und Harnstoff, das in Wasser und auch Glycerin löslich ist und sich wie eine Lösung aus Harnstoff und Wasserstoffperoxid verhält. Das Produkt ist trocken stabil und enthält 33 bis 36 Prozent Wasserstoffperoxid.

Harnstoff ist in vielen Hautmitteln (Dermatika) enthalten und begünstigt die Aufnahme von Wirkstoffen in die Haut. Der Name wird heutzutage als etwas anrüchig wahrgenommen, weshalb er auf den Präparaten unter der Bezeichnung Urea oder Carbamid zu finden ist. Seit

1828 ist Harnstoff ein rein synthetisches Produkt, nachdem Friedrich Wöhler (1800-1882) ihn als erste organische Substanz aus anorganischen Grundstoffen synthetisiert hatte.

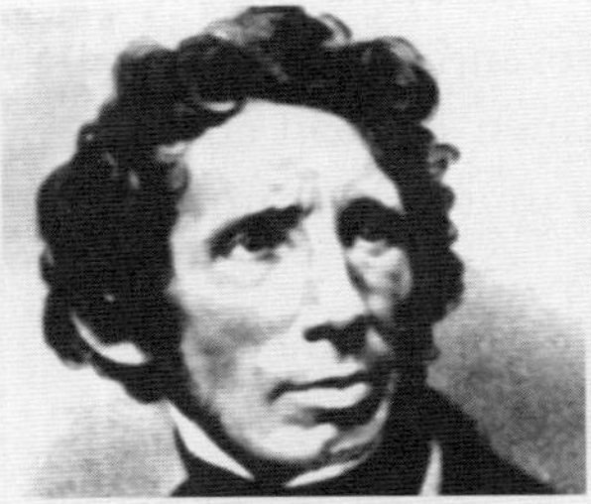

Friedrich Wöhler

Das feste Peroxid taucht unter verschiedenen Namen auf: Perhydrit, Ureaperoxid, Ureaperhydrat, Carbamidperoxid, Carbamidperhydrat, Harnstoffperoxid, Harnstoffperhydrat oder auch festes Wasserstoffperoxid. Es wird zum Blondieren von Haaren, zum Bleichen von Zähnen und auch in Gebissreinigern verwendet.

Bei meiner früheren Tätigkeit im Leipziger Arzneimittelwerk habe ich dessen starke Bleichwirkung selbst erlebt. Es wurde dort von einem Mitarbeiter zu Tabletten für die Gebissreinigung gepresst. Infolge der unzureichenden Arbeitsschutzbedingungen entwickelte sich Staub, der die Haare des Mitarbeiters bleichte, sodass die Firma neben der Bekleidung auch die Kosten für die Haarfärbung bezahlte.

Die Reaktivität der organischen Peroxide ist wesentlich durch die -O-O-Gruppe des Wasserstoffperoxids bestimmt. Sie zerfallen meist leicht. Allerdings entsteht hier kein Wasser, da der organische Rest im Molekül aus Kohlenstoff und Wasserstoff besteht. Manchmal sind auch weitere Atome wie Stickstoff oder zusätzlicher Sauerstoff im Molekül enthalten. Die -O-O-Gruppe war insbesondere für die medizinische Anwendung maßgeblich.

Frühe medizinische Anwendungen und Heilerfolge

Spannend, gerade im Hinblick auf das Anliegen dieses Buches, wurde es, als die Wirksamkeit des Peroxids Ende des 19. Jh. im medizinischen Bereich untersucht wurde. Schon im Zuge der Erforschung der chemischen Eigenschaften hatte Thenard herausgefunden, dass sich das Peroxid unter Aufschäumen und Sauerstoffentwicklung bei Kontakt mit Blut zersetzt.

Der eigentliche Pionier der Verwendung von Wasserstoffperoxid in der Medizin ist der seinerzeit berühmte Arzt und Hygieniker Benjamin Ward Richardson (1828-1896) aus London. Er stellte 1857 fest, dass Wunden weitaus schneller und sauberer abheilen, wenn sie mit der damals vorhandenen verdünnten Lösung benetzt wurden. Der entstandene Sauerstoffschaum säuberte verunreinigte Wunden durch das Abstoßen der Schmutzpartikel, konnte Infektionen verhindern oder bereits bestehende bekämpfen. Richardson wurde 1893 von Queen Victoria für seine Verdienste in der Medizin und Hygiene zwar zum Ritter geschlagen, doch geriet seine Entdeckung für einige Jahre in Vergessenheit.

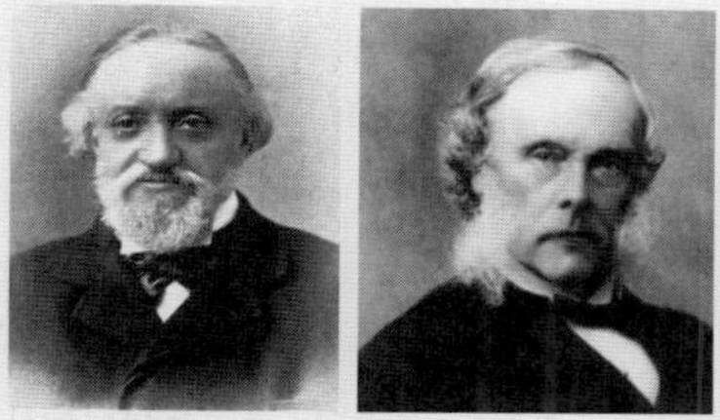

B. W. Richardson *Joseph Lister*

Sie wurde zuerst wohl als Kuriosität angesehen und stand im Schatten der Entdeckung der Desinfektion durch den Engländer Joseph Lister (1827-1912), der als „Vater der antiseptischen Chirurgie“ bezeichnet wird. Er führte das Phenol, die berühmte Karbolsäure, in die allgemeine Praxis ein. Bald jedoch bemerkte man die nicht unbeträchtliche Giftigkeit der Substanz und suchte zunehmend intensiver nach harmloseren Stoffen, die auch auf Schleimhäuten desinfizierend wirken und verträglich sind.

Durch die neuen Anzuchtmethoden der erst durch Robert Koch entdeckten bakteriellen Krankheitserreger konnten verschiedene Desinfektionsmittel auch in vitro in Kolben und Petrischalen auf eine Hemmwirkung überprüft werden. Im Zuge dieser Entwicklung hielt Paul Gibier, Direktor des Pasteur-Instituts in New York, auf dem Internationalen Medizinkongress in Berlin am 7. August 1890 einen Vortrag über die Eigenschaften des Wasserstoffperoxids. Er beschrieb, dass Mikrobiologen schon seit 20 Jahren die Substanz untersuchten. Diese würde verschiedenste Krankheitserreger wie die von Milzbrand, Typhus, Cholera, Gelbfieber, Streptokokken und Staphylokokken aus Hautinfektionen sofort abtöten und infektiöses Gewebe von mit Tollwut infizierten Tieren augenblicklich inaktivieren. (Pasteur hatte fünf Jahre zuvor die erste Tollwutimpfung entwickelt.) Gibier forderte die Ärzteschaft auf, das Peroxid umfassend in die Medizin einzuführen und hob besonders die Verwendung in Hals und Mund sowie bei Wunden hervor, da die Substanz ungiftig sei.

Schon gut zehn Jahre vor Gibiers Vortrag hatten Mediziner in verschiedenen Ländern damit begonnen, das Peroxid bei unterschiedlichsten Krankheiten anzuwenden.

In Deutschland schrieb Willinger 1911 in seiner „Zahnärztlichen Chirurgie“:

> „Das beste Munddesinfizienz, das wir augenblicklich besitzen, ist unzweifelhaft das Wasserstoffperoxid. Es besitzt den Vorzug der Ungiftigkeit und der Unschädlichkeit, während es gleichzeitig eine ausgezeichnete desinfizierende und desodorierende Kraft hat. Vom Arzt kann es unbedenklich zu Mundwaschungen im unverdünnten Zustand benutzt werden, die Patienten sollten es in verdünnten Lösungen (1/2 bis 1 Teelöffel auf 1 Glas Wasser) zu Mundspülungen und Mundbädern verwenden.“

An dieser Einschätzung hat sich bis heute nichts geändert. Gleichzeitig wurden in Deutschland Präparate entwickelt, die im Ersten Weltkrieg mit ausgezeichnetem Erfolg zur Behandlung der oft sehr verschmutzten Wunden an der Front zum Einsatz kamen. So verwendete Pichler die sogenannte Peraquinsalbe, die die Peroxidverbindung des Harnstoffs enthielt und daher lange haltbar war. Schläpfer führte den entsprechenden Puder unter den Namen Perhydrit mit gleichem Erfolg ein. Beide Autoren betonten die bakterizide (Bakterien tötende), desodorierende (Gerüche beseitigende) sowie hyperämisierende (die Durchblutung fördernde) Wirkung. Genaue Vorstellungen über den Wirkmechanismus bestanden zu dieser Zeit aber noch nicht.

Die weitaus umfangreichste Erforschung und Anwendung des Wasserstoffperoxids in dieser Zeit erfolgte etwa ab 1880 in den USA, wo Mediziner es bei verschiedensten Krankheiten auch am Patienten zu testen begannen. Aber erst als Edward Robinson Squibb (1819-1900) 1887 die Verwendung in der Medizin anregte, setzte sich das Peroxid überall im Land durch. Squibb ist der Stammvater von Bristol-Myers Squibb, einem der größten Arzneimittelkonzerne weltweit. Als junger Marinearzt gründete er 1858 in Brooklyn, New York, sein eigenes pharmazeutisches Labor, in dem er auch Arzneimittel herstellte. Angeregt durch die Unzuverlässigkeit der Arzneien hatte er sich zum Ziel gesetzt, Mittel mit gleichbleibender Qualität herzustellen. Das gelang ihm so gut, dass er im Sezessionskrieg mit den Südstaaten (1861-1865) zum alleinigen Arzneilieferanten der Unionstruppen verpflichtet und schließlich ein reicher Mann wurde. So hatte er im Krieg gegen Malaria noch Chinin und Whiskey im Angebot; 20 Jahre später wurde er durch seine große Autorität zum Katalysator der Peroxidanwendung, die erst heute dank neuer Peroxide die maßgebliche Behandlungsmethode bei Malaria geworden ist. Dazu später mehr.

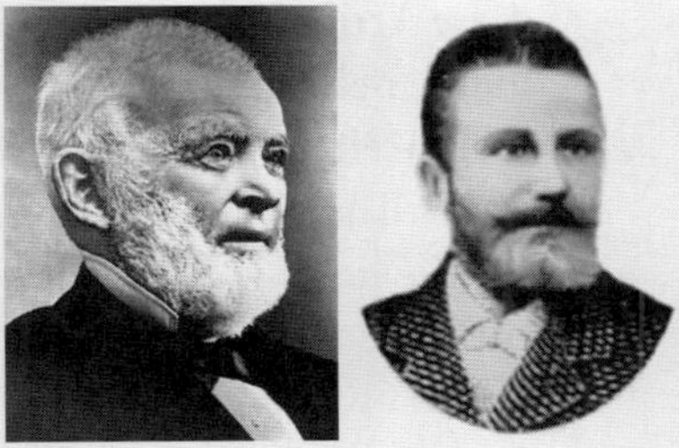

E. R. Squibb *C. Marchand*

Neben diesen Pionieren machte sich der französische Chemiker Charles Marchand (1848-1917) besonders verdient, der ebenfalls in New York lebte. Er stellte als erster Produzent in den USA neun-, später auch 30-prozentiges Peroxid her. Dabei kam das Verfahren nach Wolffenstein zur Anwendung. Marchand brachte es für medizinische Zwecke in den Handel und die Mediziner stellten sich die benötigten Verdünnungen damit selbst her. Nach allen Aussagen und Analysen war dieses Produkt – das sogenannte „Hydrozone" – das reinste Peroxid seiner Zeit, auch noch, nachdem mehrere Konkurrenzprodukte in den Handel gelangt waren, die meist nur eine Konzentration von fünf Prozent hatten. Hydrozone kostete vier Cent pro Liter Lösung.

Marchand stellte als erster Produzent der USA neun-, später 30-prozentiges Peroxid her. Er nannte es „Hydrozone".

Das größte Verdienst von Marchand liegt darin, dass er aufgrund seiner Überzeugung vom Nutzen der Therapie die gesamte medizinische Literatur, die zu diesem Gebiet herauskam, sammelte und in insgesamt 18 Büchern von 1880 bis 1904 veröffentlichte. Dadurch liegt uns eine einzigartige Zusammenstellung von den medizinischen Bemühungen und Erfolgen dieser Therapie seiner Zeit vor. So enthält der glücklicherweise im Jahre 2010 herausgekommene Reprint eines Buches von 1896 allein 100 Originalartikel. Nur eine mit riesigem Aufwand durchgeführte Recherche in den USA könnte heute diese Artikel aufspüren, wobei manches nur lokal erschienene Blatt sicher nicht mehr aufzufinden wäre. Die Zusammenfassungen von Marchand liefern einen unvergleichlichen Blick auf die Anwendung und Erfolge dieser Therapie im historischen Kontext, der auch wichtige Anregungen für die heutige Medizin liefert.

Bei der Auswertung der umfassenden klinischen Darlegung der Therapien in diesen Werken kann man festhalten, dass es sich bei diesen Anwendungen um die ersten umfassenden antimikrobiellen Therapien im Körper handelte, noch bevor neue Wirkstoffe bei Tropenkrankheiten sowie später Sulfonamide und Antibiotika in die Medizin einzogen.

Diese Therapie ging schon über die reine Bekämpfung betreffender Bakterien hinaus. Im Folgenden sollen nun die Anwendungen und Erfolge im Kontext dieser Zeit dargestellt werden, wobei zweckmäßigerweise eine Aufgliederung in Organe und Krankheitsarten erfolgt.

Bereich: Hals-Nasen-Ohren (HNO)

Die spektakulärsten Erfolge lagen hier zweifelsohne in der Behandlung der Diphtherie. Die Therapie der schweren Erkrankung wird im Buch von 1896 von 14 Autoren behandelt.

Erst 1884 hatten Edwin Klebs (1834-1913) und Friedrich Löffler (1852-1915) in Berlin den gefährlichen Erreger entdeckt, ein Bakterium, das vor allem durch die Bildung eines starken Giftes, dem Diphtherietoxin, die Todesfälle und Folgeschäden verursacht. In dieser Zeit starb fast jedes zweite Kind an Diphtherie. Emil-Adolf von Behring (1854-1917), der „Vater der Serumtherapie", erforschte im Labor von Robert Koch die Immunität und entdeckte das Antitoxin 1891. So wurde dann in Deutschland ab 1894 ein Impfstoff gegen Diphtherie verfügbar und der „Retter der Kinder" erhielt 1901 den ersten Nobelpreis für Medizin und Physiologie überhaupt.

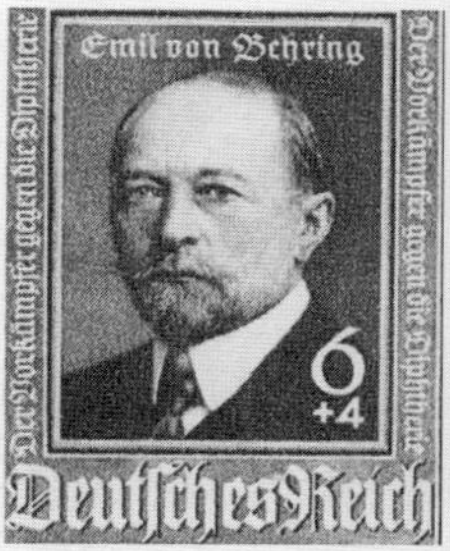

Briefmarke aus dem Deutschen Reich von 1940 mit dem Konterfei Emil-Adolf von Behrings.

In der früheren amerikanischen Therapie wurde in Nase, Mundhöhle, Rachen und Kehlkopf der infizierten Kinder die Wasserstoffperoxidlösung gesprüht. Meist wurden drei- bis sechsprozentige Lösungen verwendet, teils war das Wasser auch zur Hälfte durch Glycerin ersetzt, da es dadurch an den Schleimhäuten haften bleibt. Bei der lokalen Peroxidtherapie ist aus heutiger Sicht bemerkenswert, dass neben der bakterientötenden Wirkung sicher auch eine Inaktivierung (Oxidation) des Toxins erfolgte. Eine Zerstörung des verwandten Toxins von Wundstarrkrampf (Tetanus) durch das Peroxid konnte 80 Jahre später nachgewiesen werden. Auch betonen die damaligen Autoren, dass die „falsche Membran", die oft von den Bakterien auf den Schleimhäuten gebildet wird und Atembeschwerden verursacht, durch das Peroxid zerstört wurde und in Stücken abging.

Eine typische Behandlung verlief folgendermaßen:

> „Anfänglich wurde alle 20 Minuten in den Hals gesprüht und in der Nacht zu jeder Stunde, bis sich die falsche Membran löste. Dann konnte die Anwendung auf zwei- bis dreimal pro Tag reduziert werden. Nach jedem der zwei bis drei Pumpstöße pro Anwendung wurde eine Minute Zeit gelassen, damit das Kind atmen konnte. Man konnte so die sichere Zerstörung der Membran veranlassen, die sich dann oft in Stücken ablöste."
>
> *Dr. A. Weber, New Orleans, 1894*

Dieser Arzt beschrieb 18 Fälle, wobei einer dennoch tödlich verlief und zwei der Patienten Folgeschäden erlitten. Für die Zeit vor der Immunisierungstherapie war das eine beeindruckende Bilanz, die trotz der in die Jahre gekommenen Befunde auf die Wirksamkeit der Therapie bei Diphterie schließen lässt. Noch weitaus eindrucksvoller aber sind die umfangreichen Berichte zu den heute noch üblichen Krankheiten wie Rachen-, Kehlkopf-, Nasen-, Ohren- und Mandelentzündung (Tonsillitis) als auch ausgeprägter Mundsoor (Hefepilze) und Zahnfleischproblemen – diese führten nämlich in jedem Fall zum Erfolg!

Gerade bei Mandelentzündung findet man, wie man heute weiß, neben Streptokokken eine beeindruckende Mischflora aus verschiedenen Krankheitserregern, von denen einige Resistenzen gegen Antibiotika entwickelt haben. Weiterhin ist inzwischen allgemein bekannt, dass 80 Prozent der Rachenentzündungen durch Viren bedingt sind, die auf Antibiotika überhaupt nicht ansprechen. Wasserstoffperoxid ist durch seine viruzide (Viren abtötende) Wirkung hierfür hervorragend geeignet. Das sollte Grund genug sein, das Peroxid erneut im HNO-Bereich anzuwenden (ein- bis sechsprozentiges Spray). Die vielen Gurgelwässer und Lutschpastillen wirken nur antibakteriell auf den Oberflächen, es mangelt ihnen an Tiefenwirkung, und Viren hemmen sie überhaupt nicht. Deshalb sprühen sich heute viele Menschen ab Herbst die dreiprozentige Lösung aus der Apotheke (oft mit zwei Teilen Wasser zu einprozentiger verdünnt) in den Rachen und verhindern so unter anderem die Entwicklung von Angina, Reizungen und Bronchitis.

80 Prozent der Rachenentzündungen sind durch Viren bedingt. Wasserstoffperoxid ist durch seine viruzide Wirkung zur Therapie hervorragend geeignet.

In diesem Zusammenhang wurde noch über eine bemerkenswerte Behandlung berichtet, nämlich die des syphilitischen Schnupfens der Nase. Vor der Entdeckung von Salvarsan und Penicillin kam es häufiger vor, dass der Syphiliserreger in späteren Stadien andere Organe befiel.

Den folgenden Fall, den ich gekürzt wiedergebe, berichtete Dr. C. E. Perkins in einer medizinischen Zeitschrift aus Chicago im Jahre 1891:

> „Am 7. Februar konsultierte mich eine 30-jährige, unverheiratete Frau ohne familiäre Belastung mit Tuberkulose, Rheumatismus oder Syphilis. Ihre Beschwerden begannen Ende Oktober und sie dachte zuerst an einen normalen Schnupfen. Aber der akute Katarrh endete nicht. Ende Dezember schloss sich das rechte Nasenloch und links war ebenfalls nur wenig Luft durchgängig. Um die Nase war eine Schwellung sichtbar und starker Schmerz setzte ein. Weitere sechs Wochen vergingen mit den gleichen Beschwerden, die trotz der üblichen allgemeinen Behandlung gegen Syphilis anhielten. Am 9. Februar konsultierte sie mich im kraftlosen Zustand, ohne jeglichen Appetit und mit geschwollener Nase. Jetzt waren beide Nasenpassagen

total versetzt und sie konnte vor Schmerz nicht schlafen. Ich öffnete chirurgisch die Versetzung und begann, in die stark faulig riechenden Nasenlöcher Wasserstoffperoxid zu sprühen, bei dem das Hydrozone jeweils mit vier Teilen Wasser (etwa zwei Prozent) verdünnt wurde: Bald begann sich die Patientin besser zu fühlen, der Gestank verschwand, die Nase blieb offen und die Schwellung ging zurück. Ich untersuchte sie am 26. April und fand die Nasenhöhlen nahezu normal. Es war keine Geschwürbildung und auch keine Durchlöcherung der Schleimhäute mehr nachweisbar."

Diese erfolgreiche Behandlung leitet schon zu den vielen Berichten der Therapie der Geschlechtskrankheiten „vor Ort" über.

Gonorrhoe und Syphilis

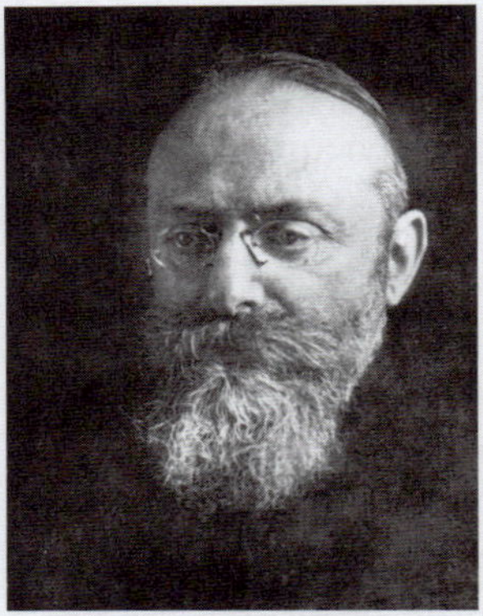

Albert Neisser

Die Anzahl der Autoren aus dieser Zeit, die über eine erfolgreiche Behandlung der Gonorrhoe (Tripper) im Frühstadium beim Mann berichten, ist beeindruckend. Albert Neisser (1855-1916) entdeckte 1879 die Gonokokken, die als Bakterien die Krankheit auslösen. Heute rechnet man mit 60 Millionen neuer Fälle weltweit pro Jahr; ein Impfstoff ist immer noch nicht in Sicht. Auch wird zunehmend über Resistenzen gegenüber verschiedenen Antibiotika berichtet.

Als Beispiel für die Art der Behandlung mit dem Peroxid ist hier die Beschreibung von Dr. R. Charest in der medizinischen Zeitschrift *Medical World*, Philadelphia, Juni 1889:

„Meine bevorzugte Behandlung der Gonorrhoe wird hier vorgestellt. Ich bewerte die Injektion von Wasserstoffperoxid als den einfachsten, schnellsten und am wenigsten gefährlichen Weg zur Therapie, mit der Verdünnung von einem Teil auf drei Teile destilliertes Wasser, vier bis fünf Mal pro Tag. Die Lösung wurde in die Harnröhre mit einer Spritze ohne Nadel eingeführt und einige Sekunden darin wirken gelassen. Am Anfang war die Harnröhre hochgradig entzündet, die Entzündung ließ aber unter der Therapie sehr schnell nach. Ich glaube nicht, dass sich die Krankheit in drei bis vier Tagen so heilen lässt, habe aber auf diese Weise die dauerhafte Heilung in jedem Fall nach drei Wochen erreichen können. Ich erachte das Mittel als das wirksamste keimtötende Mittel, als harmloseste und effektivste Substanz.“

Die verschiedenen Autoren sind sich nicht einig, ob die Therapie generell noch bei chronischer Gonorrhoe wirksam ist, aber auch hier wurde über erfolgreiche Behandlungen berichtet.

Was die Syphilis betrifft gab es Erfolge bei der Behandlung des sogenannten Primäraffektes, also des ersten derben Geschwürs („harter Schanker“), wenn sich die Erreger noch nicht ausgebreitet hatten. Das Bakterium Treponema pallidum ist „mikroaerophil“, das heißt, es verträgt nur reduzierte Mengen an Sauerstoff. Deshalb ist es sehr empfindlich gegenüber Wasserstoffperoxid, was dessen Einsatz bei der Therapie der ersten Geschwüre auch aus heutiger Sicht sehr sinnvoll macht.

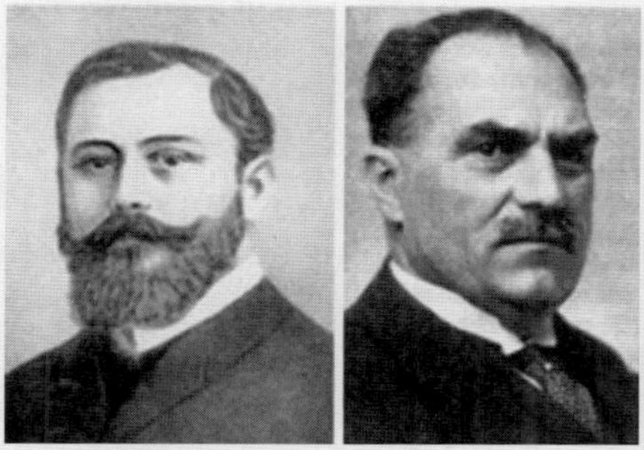

Fritz Schaudinn *Erich Hoffmann*

Fritz Schaudinn (1871-1906) und Erich Hoffmann (1868-1959) konnten den Erreger nach jahrelangen, vergeblichen Versuchen vieler Forscher an der Charité erst im Jahre 1905 endgültig nachweisen.

Dr. W. P. Wooster aus New York beschrieb schon 1891 mehrere erfolgreiche Fälle der Behandlung mit einem Wasserstoffperoxid-Spray in 15-prozentiger Konzentration. Diese höhere Konzentration wurde in den noch zu besprechenden deutschen Untersuchungen 70 Jahre später bei anderen Erkrankungen effektiv und sicher angewendet.

Er führte aus:

> „Mr. K., im Alter von 38, kam zu mir am 29. Januar 1891. Er hatte ein großes, einzelnes Primärgeschwür, auf der rechten Seite der Penisspitze, sehr tief und seit etwa 30 Tagen bestehend. Es wurde täglich mit 15-prozentigem Peroxid besprüht. Am 20. Februar waren nur noch sehr wenige Hauterscheinungen zu sehen, am 23. Februar war eine völlige Abheilung erfolgt."

Der Arzt erwähnte übrigens auch damals übliche, verzweifelte Versuche anderer Autoren mit Salpetersäure, die das Gewebe nachhaltig zerstörten! Neben der 15-prozentigen kam aber auch eine nur dreiprozentige Lösung erfolgreich zur Anwendung.

Tuberkulose

Bereits 1882 hatte Robert Koch verschiedene Mykobakterien als Erreger dieser Krankheit ausgemacht. 2008 starben weltweit etwa 1,8 Millionen Menschen an der Tuberkulose, und der sich extrem langsam teilende Erreger weist heute vielfach Resistenzen gegenüber verschiedenen Antibiotika auf.

Mehrere der frühen Autoren berichten über die erfolgreiche Therapie der damals häufigen Hauttuberkulose. So hatte eine 30-jährige Frau mehrere große Abszesse im Nacken, die operativ eröffnet wurden. Die nachfolgende Behandlung mit 15-prozentigem Spray ließ die Wunden schnell abheilen, neue Herde entwickelten sich nicht. Bei Lungentuberkulose wurde ein Spray aus sechsprozentigem Peroxid in einer Mischung aus gleichen Teilen Wasser und Glycerin verwendet. Klinische Besserungen wurden beobachtet, zu Langzeitwirkungen gibt es keine Aussagen.

Magengeschwüre, Typhus und Cholera

Diese Krankheiten des Verdauungstraktes wurden von vielen Autoren erfolgreich mit sicheren, niedrig konzentrierten Lösungen behandelt. Neben der oralen Verabreichung (durch den Mund) wurden bei Cholera auch Einläufe mit Peroxidlösungen durchgeführt. Während Typhus und Cholera als bakterielle Erkrankung heute in unseren Breiten durch die Hygienestandards nicht mehr als Epidemie vorkommen, sind Magengeschwüre und Gastritis weiterhin verbreitet. Deren erfolgreiche Behandlung mit Peroxid, die heute völlig vergessen ist, hat durch die Erkenntnisse über ein verursachendes Bakterium wieder neues Gewicht erhalten. Helicobacter pylori wird für Gastritis, etwa 75 Prozent der Magengeschwüre und alle Dünndarmgeschwüre verantwortlich gemacht. Das Bakterium wurde erst 1983 entdeckt und offiziell anerkannt, da man lange Zeit ein Wachstum in der Magensäure nicht für möglich hielt. Ab 1989 wurde die Rolle des Bakteriums allgemein anerkannt. 1994 stufte die Weltgesundheitsorganisation (WHO) das Bakterium als Kanzerogen ein – als ausgesprochen krebserregenden Organismus. Die Entdecker Barry Marshall und John Robin Warren aus Perth, Australien, erhielten im Jahr 2005 den Nobelpreis für Medizin und Physiologie.

Heute werden die Bakterien mit Dreifach- oder Vierfachkombinationen, die Antibiotika und Säureblocker enthalten, bekämpft, doch ist die Behandlung nicht nebenwirkungsfrei und es werden zunehmend Resistenzen beobachtet.

Man weiß heute, dass der Helicobacter ebenfalls mikroaerophil ist, also keine höheren Sauerstoffkonzentrationen verträgt. Daher erscheint die frühe Therapie mit Peroxiden äußerst sinnvoll und entsprechende Erfolge bei der Anwendung (dreimal pro Tag) wurden bereits protokolliert.

Ich bin davon überzeugt, dass in der Zukunft eine Mischung unter Zusatz von Peroxiden die Methode der Wahl zur Bekämpfung dieses Bakteriums werden wird.

Ich bin davon überzeugt, dass in Zukunft eine Mischung unter Zusatz von Peroxiden die Methode der Wahl zur Bekämpfung des *Helicobacter pylori* werden wird.

Bakterielle Hautinfektionen

Durch die gefundene Breitenwirkung des Peroxids auf Bakterien wurden von sehr vielen Autoren ausgezeichnete Resultate bei verschiedenen Hauterscheinungen beobachtet. Dabei verwendeten sie Konzentrationen von zwei bis 30 Prozent. Hier eine Aufstellung der behandelten Symptome:

- Hauterscheinungen bei Scharlach
- akute und chronische Geschwüre
- Fisteln
- Furunkel
- Wundheilung nach der chirurgischen Eröffnung von Karbunkeln
- lokaler Gasbrand
- Wundheilungsstörungen
- Verbrennungen (u.a. Sonnenbrand)

Besonders interessant war die sofortige Behandlung nach einer Eröffnung des Karbunkels vom Hautmilzbrand. Danach war schnelles und völliges

Abheilen zu beobachten. Der Milzbranderreger ist ein Bakterium, das schon 1849 vom deutschen Arzt Franz Anton Aloys Pollender (1799-1879) entdeckt wurde. Seine Sporen sind äußerst beständig und können noch nach Jahrzehnten infektiös wirken, zum Beispiel, wenn alte, vergrabene Tierkadaver wieder zum Vorschein kommen. Früher war der Milzbrand auch bei uns in Weide- und Wildtieren stark verbreitet, ist aber jetzt glücklicherweise äußerst selten geworden. Schon 1888 wurde nachgewiesen, dass Wasserstoffperoxid die Sporen schnell abtötet. Seit dieser Zeit hatte der in Apotheken angebotene medizinische Alkohol immer einen geringen Peroxidanteil, um den Alkohol von verschiedenen Bakteriensporen freizuhalten, da selbst dieses Desinfektionsmittel gegenüber Sporen wirkungslos ist.

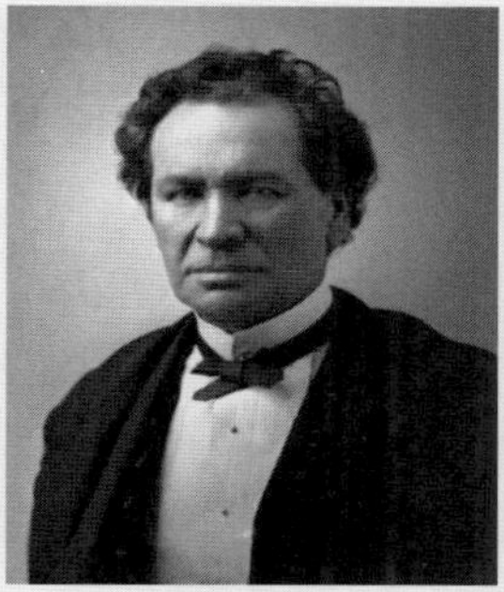

Franz Anton A. Pollender

Alles in allem war der Peroxideinsatz bei bakteriellen Hauterkrankungen in den mit Abstand meisten Publikationen das Hauptgebiet der Anwendungen.

Virusinfektionen der Haut

In den alten Schriften werden zwei Viruserkrankungen erfolgreich am Hautbild behandelt, deren Ursachen damals noch völlig im Dunkeln lagen. Rein empirisch wurde herausgefunden, dass das Wasserstoffperoxid etwa die stark juckenden Hauterscheinungen der Gürtelrose (Herpes Zoster) schnell zum Verschwinden bringt und den Juckreiz beseitigt. Hier wurde das zehnprozentige Peroxid aufgebracht. Gleiches geschah nach kurzer Zeit mit den sehr infektiösen Bläschen der Windpocken.

Diese Effekte sind heute vor allem durch die viruzide Wirkung des Peroxids erklärbar. Beide Erkrankungen werden durch den gleichen Erreger verursacht. Der Varizella-Zoster-Virus (VZV) verursacht zunächst eine Infektion mit Windpocken, meist im Kindesalter. Er nistet sich dann in die Ganglien ein („lebenslange Persistenz"), um dann bei geschwächter Immunität, meist im höheren Alter, die Gürtelrose auszulösen.

Krebsbehandlung

Mehrere Artikel aus der Zeit der Einführung des Peroxids in die Medizin berichten über die Anwendung bei Krebs. Meist nutzte man es zur Wundheilung nach der operativen Entfernung des Tumors, mit dem Resultat, dass die Wunden schnell und vollständig verheilten und keine Wundheilungsstörung eintrat. Es finden sich aber auch folgende Ausführungen (nach Marchand):

> „Wenn ein Krebs sorgfältig mit dem Skalpell entfernt wird, dann wird die absolute Kur der Wunde durch die Anwendung des Hydrozones in voller Stärke bei Anwendung morgens und abends erreicht […] Wird Krebsgewebe lange mit ätzenden Mitteln behandelt, die das umgebende, gesunde Gewebe dauerhaft geschädigt haben, kann das Hydrozone nur verhindern, dass die Krankheit sich verschlechtert. Wird das unschädliche Mittel gleich von Anfang an verwendet, kann eine vollständige Heilung in sehr kurzer Zeit erreicht werden."

Im *Medical Summary* (Dezember 1890) erschien ein Bericht von A. Livezey über die erfolgreiche Behandlung von Basalzellenkrebs (Basaliom). Er führt aus:

„Nach dem vergeblichen Ausprobieren unzähliger Mittel in den letzten fünf Jahren regte Dr. Cutter aus New York an, die Geschwulst mit Peroxid (15 Prozent) zu besprühen. Offensichtlich wurde sie inaktiv, wuchs nicht weiter, war aber nicht abgetötet. Dann verwendeten wir 30-prozentiges Hydrozone. Eine markante Veränderung setzte ein. Die Geschwulst bildete sich langsam zurück, das Gewebe sah zunehmend gesunder und frischer aus und der Fortschritt setzte sich weiter fort."

Es existieren mehrere ähnliche Berichte aus dieser Zeit, jedoch ist bei diesen nicht ganz klar, welche Krebsart vorlag. Diese Literaturstellen berichten von den *ersten erfolgreichen Behandlungen von Tumoren mittels Pharmaka*, die zusätzlich ohne Schädigung des umgebenden Gewebes abliefen, wie noch erörtert wird.

Sehr anschaulich wirkt auch ein weiterer Artikel, in dem schon der Begriff „palliativ" auftaucht – eine reine Symptomlinderung ohne Aussicht auf Heilung. Hier wird über einen bösartigen Tumor der Gebärmutter berichtet, der schon riesige Ausmaße angenommen hatte und nach außen drängte:

„Der Wert des Peroxids hat mich veranlasst, es jetzt als vaginale Injektion bei Uteruskrebs einzusetzen, und das mit tiefgreifenden Erfolg. Meine Fallzahlen erscheinen noch gering, ich habe aber immer den durchdringenden Krebsgeruch beseitigen können. In einem besonderen Fall war der Gestank so durchdringend, dass sofort der gesamte Raum davon erfüllt war, als die Frau eintrat. Bei dieser Patientin war ein Tumor von der Größe einer Männerfaust in der Vagina gewachsen, sodass er sich nur noch fünf Zentimeter vom Ausgang befand. Dieser Fall war schon in der Klinik palliativ durch Chirurgie behandelt worden. Nach Anwendung des Peroxids verschwand der Geruch nach kurzer Zeit vollständig. Als sie sich zum ersten

Mal vorstellte, hatte sich die Krankheit über die gesamte innere Vaginalwand ausgebreitet. Nach der Anwendung des Peroxids war die Wand klar. Es scheint mir, dass die Injektion einige kurative Wirkung hatte. Eine weitere Beobachtung ist notwendig. Im Einklang mit Sir Spencer Wells, der äußerte, dass alles, was klinisch mit Krebs zu tun hat, auch gesagt werden muss und kein Geheimnis sein darf, teile ich es hier mit, auch wenn mein Untersuchungsmaterial noch beschränkt ist.

Es kann kurativen Wert haben, sicher wirkt es als Desodorant und ist von unzweifelhaftem Wert, auch wenn es nur einen palliativen Effekt haben sollte.

Das Peroxid wurde mit Warmwasser auf die Hälfte verdünnt (etwa fünf Prozent) und mit einem weichen Gummikatheter eingeführt, damit die unteren Vaginalbereiche erreicht werden konnten. Eine solche Injektion ist ein- oder zweimal pro Tag ausreichend."

Dr. G. W. Kaan im Boston Medical and Surgical Journal, 7.4.1890

Man kann heute bewerten, dass bis etwa 1900 in den USA und in geringerem Ausmaß auch in anderen Ländern die Grundlagen einer völlig neuen, antimikrobiellen Therapie geschaffen worden sind.

Die Anzahl der behandelten Krankheiten ist beeindruckend, auch, weil es meist empirische Erfolge waren, da die konkreten Krankheitserreger noch nicht bekannt waren. Die Mediziner arbeiteten verantwortungsbewusst und vorsichtig. So wurde die Warnung beachtet, auf keinen Fall höherprozentige Präparate einzuspritzen, weil es in einigen Tierversuchen zum Tod durch Embolie kam – hervorgerufen durch die plötzliche Entstehung von Sauerstoffbläschen aus dem Peroxid im Blut. Es wurden generell keine direkten Injektionen vorgenommen und nur in Körperhöhlen und auf der Haut ohne Risiko therapiert.

Was in dieser Zeit nicht erarbeitet wurde, waren einheitliche Grundsätze der Therapie. Die Anzahl der Behandlungen und die verwendeten Konzentrationen der Lösungen schwankten beträchtlich. Ärzte verdünnten die Lösungen selbst nach Gutdünken oder nahmen sie unverdünnt zur Therapie. Höchstens wurde noch etwas Glycerin zugegeben, die Lösung war dann aber zersetzlicher als ohne den Zusatz. Auf den Hauttyp abgestimmte Präparate gab es nicht. In dieser Zeit war den amerikanischen Ärzten die Harnstoffverbindung noch unbekannt, erst später kamen gelegentlich entsprechende Puder auf den Markt.

> Man kann heute bewerten, dass bis etwa 1900 in den USA und in geringerem Ausmaß auch in anderen Ländern die Grundlagen einer völlig neuen, antimikrobiellen Therapie geschaffen worden sind.

Trotzdem wurde das Peroxid weiter intensiv verwendet, bis es in der nachfolgenden Antibiotika-Ära und -Euphorie sowie durch neue Impfungen zu einschneidenden Veränderungen kam. Dazu gleich mehr.

Zunächst soll hier chronologisch eine sehr bemerkenswerte Neuerung besprochen werden, die mitten in der weltumspannenden Ausbreitung („Pandemie") der „Spanischen Grippe" von 1918-1920 erforscht wurde. Die britischen Militärärzte Oliver, Cantab und Murphy berichteten in der Zeitschrift *The Lancet* über eine in Busrah, Indien, vom Juni bis Juli 1919 versuchsweise durchgeführte neue Therapie. Die Grippe verlief weltweit in mehreren Wellen, am tödlichsten waren die vom Herbst 1918 und Frühjahr 1919. In Indien forderte sie besonders viele Opfer, bedingt durch eine gerade herrschende Hungersnot und die hohe Bevölkerungsdichte. Heute geht man davon aus, dass vom Äquator bis Alaska knapp 50 Millionen Tote auf das Konto der Grippe gehen.

Die Todesfälle waren vor allem auf eine nachfolgende Lungenentzündung (Pneumonie) zurückzuführen, die sich nach der kurzen und heftigen Grippe entwickelte, wodurch letztlich mehrere Erreger beteiligt gewesen sein konnten. Auffällig war, dass die Opfer meist junge Leute zwischen 20 und 40 Jahren waren, ganz ähnlich wie bei der verwandten, aber ungleich milderen „Schweinegrippe" unserer Zeit.

Die Militärärzte beschrieben Lungenentzündungen mit beängstigendem, fulminantem Verlauf, der offensichtlich unter Ausscheidung von Giften der Erreger („toxischer Verlauf") sehr schnell zu Koma und Tod führte. Die Todesrate lag weit über 80 Prozent und es gab absolut keine Therapiemöglichkeit. Die Ärzte bezogen sich bei ihren Versuchen auf die Aussagen des berühmten schottischen Physiologen John Scott Haldane (1860-1936), der ausgiebig den Gasaustausch von Sauerstoff und Kohlendioxid im Körper untersucht hatte („Haldane-Effekt"). Haldane war der Ansicht, dass zur Abwehr von Krankheitserregern ein hoher Anteil von Sauerstoff im Blut förderlich ist.

Schon zuvor hatte Oliver unabhängig davon in Laborversuchen herausgefunden, dass Wasserstoffperoxid mit Kupferkatalyse selbst Morphium oxidieren kann. Es lag daher nahe, die Gifte mit dem Peroxid im Körper zu neutralisieren. Eigenartigerweise wird in der Lancet-Publikation immer nur von der Oxidation der im Blutkreislauf befindlichen Gifte gesprochen, eine direkte Wirkung gegen die Erreger der Lungenentzündung aber nicht erwähnt.

Die Autoren wollten auf diesem Weg direkt an den roten Blutkörperchen eine feine Sauerstoffproduktion auslösen, obwohl die meisten Lehrbücher warnten, dass beim Injizieren des Peroxids eine tödliche Gasembolie durch größere Gasblasen, ähnlich wie bei der Injektion von Luft, eintritt. Doch waren die drei Militärärzte der Ansicht, dass bei sehr langsamer Gabe verdünnter Lösungen der entstehende Sauerstoff sofort resorbiert wird, ohne dass sich größere, gefährliche Gasblasen bilden konnten. Diese Annahme bestätigte sich dann auch. Sie betonten ebenfalls, dass sie nur hoffnungslose Fälle behandelten und es daher für ethisch vertretbar hielten.

Der erste behandelte Fall nahm folgenden, eindrucksvollen Verlauf (gekürzt):

„Der Fall betraf einen Inder mit grippaler Lungenentzündung, der schon zwei Tage im Delirium lag. Wir hatten ihn ausgesucht, da er der dramatischste Fall aus der gesamten Krankenstation war. Alles an ihm schien todgeweiht.

Zwei Unzen von zehn Volumen Wasserstoffperoxid wurden mit acht Unzen gewöhnlicher Kochsalzlösung verdünnt und mit kleinen Mengen von Ammoniaklösung schwach alkalisch eingestellt. Die Lösung wurde sehr langsam als Infusion gegeben. Nach jeweils vier Minuten wurde eine halbe Minute Pause eingelegt. Das Auftreten ganz kleiner Gasblasen tolerierten wir, verhinderten aber größere. Insgesamt dauerte die Infusion 15 Minuten. Der Patient zeigte keine Anzeichen von Unbehagen, nur zum Ende der Infusion zeigte er eine leichte Unruhe. Diese dauerte wenige Minuten und nach zwei Stunden trat ein leichter Krampf auf. Danach sank die Temperatur auf Normalität, blieb 36 Stunden so und stieg dann wieder an. Er zeigte aber keine toxischen Symptome mehr und innerhalb von zehn Tagen fiel die Temperatur beständig. Das Delirium endete und nach drei Wochen konnte er entlassen werden."

Die Ärzte behandelten daraufhin weitere 24 hoffnungslose Fälle. Von den 25 Kranken überlebten 13 Patienten. Die Todesrate von 48 Prozent stand im starken Gegensatz zu den über 80 Prozent der unbehandelten Klientel. Bei den Todesfällen unter den therapeutisch behandelten Patienten sprachen neun überhaupt nicht an, drei hatten anfänglich Verbesserungen gezeigt. Nach allen Injektionen folgte ein leichter Krampf. Die Todesfälle zeigten auch keinerlei Anzeichen einer Embolie, waren also an der Krankheit gestorben.

Die Autoren nahmen an, dass nur der entstehende Sauerstoff und nicht das Peroxid für die Heilung verantwortlich zeichnete. Weiterhin beschrieben sie, dass die Epidemie plötzlich endete und daher nicht mehr

Patienten behandelt werden konnten, wie es ursprünglich geplant war. Ihre Schlussfolgerungen aus den Behandlungen lauteten:

> „1. Wasserstoffperoxid kann intravenös ohne Gasembolie gegeben werden.
>
> 2. Die Atemnot bessert sich oft markant.
>
> 3. Die Vergiftung wird in vielen Fällen überwunden.
>
> 4. Die Sterblichkeit (48 Prozent) ist sehr vorteilhaft gegenüber den unbehandelten Fällen (80 Prozent). Das ist besonders bemerkenswert, da wir nur die schwersten und als hoffnungslos eingestuften Fälle behandelten.“

Die Zeitschrift *The Lancet* ist auch heute noch eine der renommiertesten medizinischen Zeitschriften der Welt. Kein Wunder, dass nach dem Grippeartikel verschiedene Mediziner begannen, das Peroxid erfolgreich gegen Infektionen anzuwenden. Zunehmend wurden auch neue Indikationen genannt: Allergien, Schwäche und schließlich Krebs.

Leider enthielt der verdienstvolle Artikel aber eine Formulierung, die besonders später, als die Bedeutung der ursprünglichen Verdünnung vergessen worden war, sehr tragische Folgen, sogar mit vereinzelten Todesfällen, hatte. Dadurch geriet die Methode in Misskredit und wurde von einer breiten Ärztemehrheit schließlich nicht mehr verwendet. Die Militärärzte verdünnten „ten volume peroxide of hydrogen“ zur fertigen Infusionslösung, übersetzt also „zehn Volumen Wasserstoffperoxid“. Dr. I. N. Love hatte schon bei einem Vortag vor der medizinischen Gesellschaft von St. Louis am 4. Februar 1888 ausgeführt, dass es sich dabei nicht um eine zehnprozentige Lösung handele. Die Autoren des Artikels meinten mit dieser Angabe, dass aus einem Teil Lösung durch Zersetzung zehn Volumenteile Sauerstoff ent-

Leider enthielt der verdienstvolle Artikel aber eine Formulierung, die besonders später, als die Bedeutung der ursprünglichen Verdünnung vergessen worden war, sehr tragische Folgen, sogar mit vereinzelten Todesfällen, hatte.

stehen. Diese Lösung ist nur dreiprozentig! Also hatten die Ärzte nach der beschriebenen Verdünnung mit „acht Unzen Kochsalzlösung" nur eine 0,6-prozentige Lösung verwendet, bei analoger Verdünnung einer zehnprozentigen erhielte man noch immer eine zweiprozentige Lösung. Selbst als mancher Untersucher also nur eine einprozentige Lösung verwendete, war die verwendete Konzentration immer noch fast doppelt so hoch wie die in der Originalpublikation.

Nichtsdestotrotz fuhr man mit der Anwendung fort, und selbst im DDR-Chemielexikon von 1969 wurde unter der Rubrik „medizinische Anwendung von Wasserstoffperoxid" die Injektion zur Sauerstofftherapie genannt. Zwar wurde ihr in verschiedenen Ländern das Etikett „Außenseitermethode" verpasst, doch hat unter anderem der amerikanische Arzt Charles H. Farr 1986 eine große und detaillierte Übersicht über die Methode verfasst, in der er eine sichere Anwendung erwähnt, wenn die exakten Konzentrationen und die sehr langsame Infusion eingehalten werden. Farr, auf dessen Verdienste wir später noch einmal zu sprechen kommen, verwendete bei der Infusion generell stark verdünnte Lösungen von etwa 0,04 Prozent.

Die Anwendungsmöglichkeiten der Infusionstherapie sind noch lange nicht erschöpft. So könnte etwa der EHEC-Erreger und sein Toxin bei früher Anwendung sehr wirksam bekämpft werden.

Wie diffizil und kontrovers die Krebsforschung und -therapie von Anfang an war, zeigt sich in dem eindrucksvollen Fall des Neffen von Robert Koch, William Frederick Koch (1885-1967). Dieser war sowohl ein auf Zellphysiologie spezialisierter Chemiker als auch ein Arzt, der anfänglich in medizinischen Kreisen sehr angesehen war. „Als er die Herde verließ" (Originalzitat aus dieser Zeit), um neue Anschauungen und Therapien zu veröffentlichen und anzuwenden, erntete er heftigen Widerstand, bis ihn schließlich um 1940 die US-Arzneibehörde FDA als Scharlatan und Quacksalber bezeichnete. Die Vorgänge sind verworren. Fakt ist, dass er ab 1918 eine Theorie entwickelte, nach der Erkrankungen durch Viren,

Bakterien und Krebs erst möglich sind, wenn diverse Toxine, auch aus der Umwelt, den Stoffwechsel schwächen und umgestalten, bevor die Krankheit ausbricht. Er beschreibt, dass „die Stärke des Krebses proportional zur Schwäche der Oxydation in den Zellen steht". Daher müsse in den Stoffwechsel gezielt eingegriffen werden. Würde dieser verbessert, würden auch die Krankheiten bekämpft. Diese Anschauungen sind in den letzten Jahren wieder hochaktuell geworden. So gibt es Fachzeitschriften, die sich speziell mit der Biooxidation beschäftigen – ein Komplex, der gerade vom Wasserstoffperoxid und seinen Abkömmlingen beeinflusst wird. Obwohl auch Koch (stark verdünnte) Peroxidlösung verabreichte, stand die Substanz nicht im Mittelpunkt seiner Bemühungen. Vielmehr verwendete er eigene Syntheseprodukte, und sein „Glyoxylid" ist bis heute rätselhaft geblieben.

Etwa im gleichen Zeitraum begann der Aufstieg der Antibiotika – und mit ihnen eine neue Ära, die besonders im Hinblick auf die „übliche antimikrobielle Therapie" einschließlich der Peroxidanwendung betrachtet werden muss.

Die Ära der Antibiotika – Euphorie und Ernüchterung

Zeitgleich zur Entwicklung neuer Impfungen gegen Bakterien, wie etwa 1923 der Aktivimpfung gegen Diphtherie, um Krankheiten generell zu verhindern, wurde 1928 eine revolutionäre Entdeckung gemacht, die die gesamte Medizin verändern sollte. Der Schotte Sir Alexander Fleming (1881-1955) beobachtete bei seinen Laborarbeiten, dass eine Bakterienkultur von einem Schimmelpilz (Penicillium-Art) verunreinigt war. Er hatte die Bakterienkultur vor den Sommerferien 1928 angesetzt und beobachtete diese erst wieder am 28. September. Gewöhnlich werden solche Mischkulturen sofort vernichtet. Ihm fiel aber auf, dass sich um die Kultur des Pilzes eine Zone entwickelt hatte, in der kein Bakterienwachstum mehr festzustellen war. Also musste der Pilz im Rahmen der natürlichen Selektion eine wasserlösliche Substanz gebildet haben, die

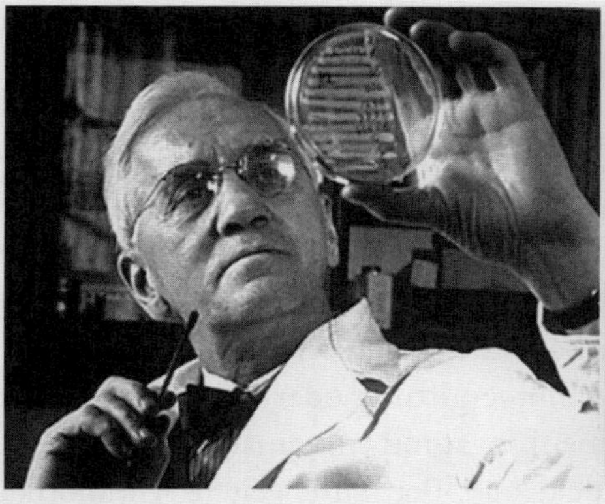

Sir Alexander Fleming

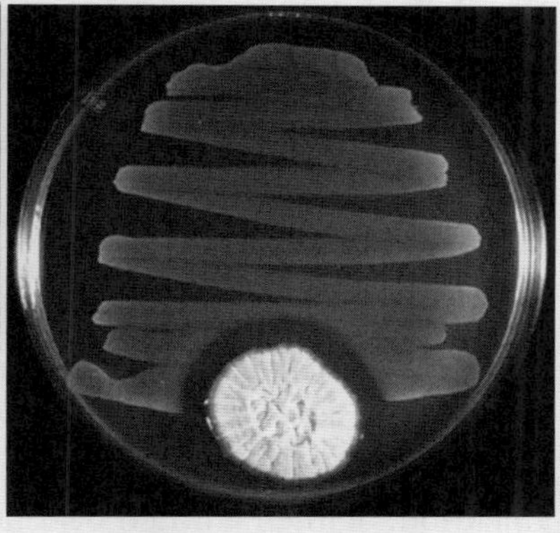

Bakterienhemmung durch das Myzel des Penicillium-Pilzes.

andere Organismen abtötete. Entsprechende Versuche zur Abtrennung der Substanz scheiterten aber. Erst 1938 erinnerte man sich an diese Beobachtungen, und schließlich gelang es Howard W. Florey (1898-1968) und Ernst B. Chain (1906-1979) den Stoff zu isolieren – das Penicillin war erfunden. Erste Versuche mit diesem zunächst nur in winzigen Mengen hergestellten Stoff wurden 1940 an Ratten durchgeführt. Beim ersten Patienten, einem 43-jährigen Londoner Polizisten, wurde am 12. Februar 1941 eine Blutvergiftung nach einer Verletzung behandelt. Die Therapie schlug zuerst an, irgendwann war dann aber die Substanz verbraucht und der Patient starb. Darauf startete man in den USA eine riesige Suchaktion, um eine Schimmelprobe zu finden, die besonders viel Penicillin produzierte. Man fand schließlich eine verschimmelte Orange, die bei künstlicher Anzucht des isolierten Pilzes in Nährlösungen hohe Ausbeuten des Wirkstoffes ermöglichte. Der Zweite Weltkrieg mit seinen riesigen Verwundetenzahlen trug dazu bei, dass große Summen für Forschung und Produktion bereitgestellt wurden. Ab 1944 wurde den kämpfenden Truppen das Arzneimittel injiziert und ein starker Rückgang der Todesfälle nach Wundinfektionen war zu verzeichnen. Erst später wurde das Molekül des Wirkstoffs chemisch so modifiziert, dass es nicht mehr durch die Magensäure zerstört und daher oral eingenommen werden konnte.

Bereits 1945 erhielten die drei Erforscher der Substanz gemeinsam den Nobelpreis für Medizin. Das war ein Novum, denn vorher war dieser immer nur an Einzelpersonen verliehen worden.

Zu dieser Zeit verfiel man aufgrund der großen Heilerfolge in eine euphorische Stimmung; das baldige Ende aller bakteriellen Infektionen schien in greifbarer Nähe. Es war beeindruckend, wie zu dieser Zeit wenige Injektionen ausreichten, eine Blutvergiftung oder Syphilis völlig zu heilen. Für die Gonorrhoe reichte meist sogar nur eine einzige hochdosierte Injektion. Schnell wurden bis Ende der 1950er Jahre weitere Antibiotika gefunden, die das Wirkungsspektrum auf andere Bakterien ausdehnten, bei denen das Penicillin nicht wirkte. Hier sind Stoffe wie Streptomycin,

Gentamycin, Tetracyclin, Erythromycin und Chloramphenicol zu nennen, die zum Teil auch schon bei oraler Applikation wirksam waren. Die Wirkstoffe wurden in dieser Zeit der Euphorie auch in Puder und Salben verarbeitet, was zu einem starken Rückgang der Anwendung anderer Stoffe einschließlich der Peroxide führte und den Pharmafirmen zusätzliche Milliardenumsätze bescherte. Selbst die Prinzipien der Desinfektion und Sterilisation in den Krankenhäusern wurden vielerorts laxer – es gab ja die Antibiotika, die alles richten würden.

Aber so war es nicht. Zunächst tauchten Patienten auf, die auf Penicillin nach der Einspritzung allergisch reagierten, wobei es auch zu Todesfällen kam. Man fand auch, dass diese Sensibilisierung in Richtung Allergie besonders schnell auftrat, wenn die Substanzen vorher schon zur lokalen Wundversorgung verwendet worden waren. Bei dieser stellte man auch fest, dass die Wunden zwar keimfrei wurden, die Wirkstoffe aber kaum in die Haut eindrangen. Der alte Satz der Hautheilkunde (Dermatologie), dass bei eher banalen Hautinfektionen erst lokal behandelt werden sollte, wurde vielerorts außer Kraft gesetzt und gleich mit Injektionen bekämpft.

Selbst die Prinzipien der Desinfektion und Sterilisation in den Krankenhäusern wurden vielerorts laxer – es gab ja die Antibiotika, die alles richten würden.

Ein großer Vorteil war, dass Penicillin nur gegen Mikroorganismen wirkte und die menschlichen Zellen nicht schädigte. So konnte es hoch dosiert werden. Bald merkte man aber, dass weder Viren noch Hautpilze davon abgetötet wurden. Das Wirkungsspektrum war nicht so hoch wie bei Desinfektionsmitteln, die alle Bakterien, Viren, Pilze und deren Sporen vernichten. Weiterhin wirkte Penicillin auch nicht bei ruhenden Erregern, die sich nicht teilen: Erst bei Beginn des neuen Wachstumszyklus setzt auch die antibiotische Wirkung wieder ein.

Schon in den 1940er Jahren äußerte der Entdecker Fleming, dass in der Zukunft Bakterien gegenüber Penicillin resistent werden könnten. Diese düstere Prophezeiung ist leider in vollem Umfang eingetreten. Anfang der 1960er Jahre wurde aus England berichtet, dass Bakterienstämme teilweise nicht mehr so sensibel gegenüber der Substanz waren. In der Folge wurden zunehmend höhere Dosierungen an Antibiotikum in den ärztlichen Empfehlungen angegeben. Mehrere Faktoren trugen dazu bei, dass sich die Spirale Resistenz-Notwendigkeit bei der Entwicklung neuer Wirkstoffe immer mehr beschleunigte.

Hauptsächlich wurden Resistenzen durch den unkritischen, zu häufigen Einsatz der Antibiotika erzeugt. So gibt es in Europa heute noch Länder, in denen die hochwirksamen Stoffe von Laien gekauft und bei allen möglichen Symptomen angewendet werden. Aber auch die Ärzte verschreiben die Stoffe zu häufig und auch gegen „die falschen Krankheiten" wie Virusinfekte, mitunter auch in zu geringen Mengen und zu kurz, vorgeblich, um den Patienten zu schonen. Geschont werden hier aber nur die Erreger, von denen einige durch Selektion die Therapie überstehen. Diese vermehren sich immer weiter und werden schließlich von Mensch zu Mensch übertragen. Es gibt verschiedene biochemische Wege, die zur Resistenz der Erreger führen, auf die hier allerdings nicht näher eingegangen werden soll. Erwartungsgemäß treten derartige Probleme besonders gravierend im Biotop aller Bakterien schlechthin auf, im Krankenhaus. Ganz ähnlich wie historisch beim Kindbettfieber, als die schwangeren Frauen Angst hatten, in der Klinik zu gebären, grassieren heute erneut gerade hier die resistentesten Erreger.

Schwer behandelbare Infektionen flammen besonders im Krankenhaus auf, weil neben den üblichen Wundbehandlungen auch Patienten mit geschwächter Immunabwehr (etwa nach Transplantationen) oder nach der Therapie mit Zytostatika (Chemotherapie bei Krebs) immer häufiger werden. Vergleicht man Deutschland mit den Niederlanden, zeigt sich, dass Maßnahmen gegen die nun schon teils multiresistenten Bakterien (zum Beispiel MRSA – Staphylococcus aureus) nur Erfolg haben, wenn wieder zu den strengsten Desinfektions- und Hygienevorschriften zurückgekehrt wird. Bevor deutsche Patienten in den allgemeinen Klinikbetrieb in Holland gelangen, werden sie als potentielle Keimträger in Quarantäne gehalten und mikrobiell untersucht, wenn sie in den letzten drei Monaten in deutschen Krankenhäusern behandelt wurden. Das ist ein verheerendes Zeugnis für deutsche Kliniken, die auch viel höhere Infektionsraten haben. Durch resistente Bakterien kommt es in Deutschland jedes Jahr zu mindestens 40.000 Todesfällen. Dabei sind schon heute ganz einfache Maßnahmen bekannt, die Zahl der Infektionen, welche hauptsächlich über die Hände des Personals (!) weitergegeben werden, erheblich zu senken. So wurde eindeutig nachgewiesen, dass Türklinken mit einem Kupferüberzug viele Keime nach Kontakt abtöten. Die Besiedlung der Nasenschleimhaut durch MRSA als Infektionsherd ohne klinische Symptome kann vorbeugend leicht bei Krankenhauseinweisung durch ein- bis dreiprozentiges Peroxidspray (Sprühkosten rund ein Cent) beseitigt werden. Wo sieht man schon solche Klinken und diese Anwendung des Sprays in Kliniken? Sind die Akteure im deutschen Gesundheitswesen einfach zu träge und zu unwissend, um die beschriebenen – einfachen und kostengünstigen – Maßnahmen umzusetzen?

Durch resistente Bakterien kommt es in Deutschland jedes Jahr zu mindestens 40.000 Todesfällen.

Eine andere Quelle für die Resistenzentwicklung vieler Bakterien war der jahrzehntelange, prophylaktische (!) Einsatz von Antibiotika in der Massentierhaltung, womit man eventuelle Krankheiten in den zusammengedrängten Beständen am besten gleich verhindern wollte. Hier finden sich ideale Bedingungen für die Selektion unempfindlicher Erreger. Diese kann unter Umständen auch noch später in Klärschlamm nach dem Ausscheiden der Antibiotika ablaufen. Allerdings ist im letzteren Fall eher zu erwarten, dass andere natürliche Bakterien und Viren wie Bakteriophagen die auf Mensch und Tier spezialisierten Erreger vernichten.

Die bis etwa 1960 entwickelten Antibiotika wurden seither nur noch strukturell variiert und optimiert. Daneben gibt es nur sehr wenige echte Neuentwicklungen. Die Zeichen deuten darauf, dass der Krieg gegen die Bakterien und Viren verloren gegeben werden muss. Bei den Letzteren sind noch weit weniger Mittel verfügbar. Im Gegensatz zu Desinfektionsmitteln, die auch Viren abtöten, haben neue innerlich wirkende Stoffe nur einen virostatischen Effekt, das heißt, die Viren vermehren sich zwar nicht weiter, werden aber auch nicht abgetötet – im Idealfall heilt der Körper sich dann selbst. Auch AIDS-Mittel wirken nur virostatisch und dürfen nicht abgesetzt werden, da keine Selbstheilung eintritt.

In jedem Fall sind die Antibiotika schon lange und fast völlig aus lokal wirkenden Mitteln verschwunden, und so haben wir erneut ein ausgezeichnetes potentielles Einsatzgebiet für Wasserstoffperoxid, bei dessen Anwendung keinerlei Resistenzbildung zu beobachten ist.

Diese bedeutende Eigenschaft führte unter anderem zur Entwicklung interessanter Sterilisationssanlagen. Dabei werden Zimmer oder Apparate durch Verdampfen oder Versprühen feiner Wasserstoffperoxid-Nebel (meist 35 Prozent) entkeimt. Damit werden selbst sonst stabile Prionen inaktiviert. Zurück bleiben keine weiteren Reste; das Gemisch aus Peroxid und Wasser wird zum Schluss einfach verdünnt und abgesaugt.

Exakte Pharmauntersuchungen als Voraussetzung für die erneute Anwendung des Peroxids

Ab Ende der 1950er Jahre wurde das Wasserstoffperoxid erneut in Deutschland untersucht, wobei viele der noch ungelösten Rätsel seiner medizinischen Wirksamkeit endlich mit modernen Methoden aufgeklärt werden konnten. Die exzellenten Untersuchungen wurden im Rahmen der Habilitationsschrift von Reinhard Ludewig vom pharmakologischen Institut in Leipzig durchgeführt, das vom bereits eingangs erwähnten Fritz Hauschild geleitet wurde und mit dessen Unterstützung er habilitierte. Der ehemalige Professor Ludewig bekam erst kürzlich im Januar 2012 mit 89 Jahren das Bundesverdienstkreuz 1. Klasse für seine kontinuierlichen Bemühungen zur Erforschung der medizinischen und historischen Grafologie (Schriftanalyse) verliehen.

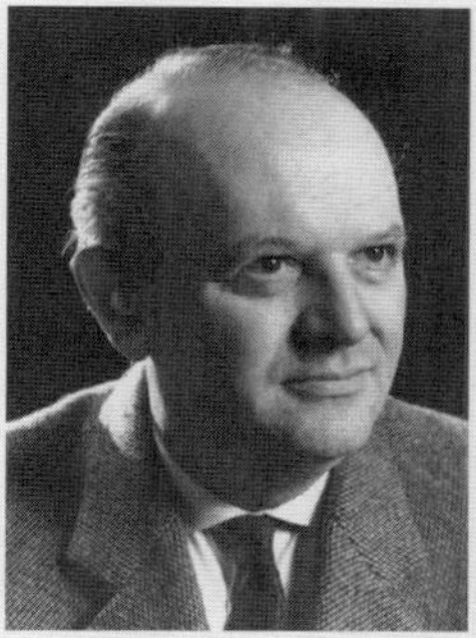

Fritz Hauschild

Bei den Forschungen am Leipziger Institut wendete man ähnlich hochkonzentrierte Präparate an wie in den alten amerikanischen Untersuchungen. Schade ist, dass den deutschen Forschern die vielseitigen medizinischen Anwendungen aus den USA nicht umfassend bekannt waren; man recherchierte nur in deutschen Archiven und ging dabei etwa 100 Jahre zurück. So wurde bei den Arbeiten zwar als Novum betont, dass diese Präparate ganz neue Aspekte der Therapie erlaubten, jedoch wurden einige Forschungsfelder, wie etwa der HNO-Bereich, nicht umfassend bearbeitet. Aus heutiger Sicht war es andererseits gar nicht so schlecht, dass der Aufbruch in neue Forschungsrichtungen so immerhin unvoreingenommen erfolgte.

In diesen Jahren wurden erstmalig und ganz exakt unter Anwendung von radioaktiver Sauerstoffmarkierung das Schicksal des aufgetragenen Peroxids auf der Haut, sein Eindringungsvermögen und die spätere Zersetzung im Körper gemessen. So konnte dann die beobachtete Wirksamkeit gegen Erreger erklärt werden.

Die Forschungen wurden im Wesentlichen durch die Anfrage des thüringischen Zahnarztes Schüler an Fritz Hauschild initiiert, der fragte, ob seine langjährige Praxis, Patienten den Mund mit 30-prozentigem Peroxid spülen zu lassen, nachteilige Folgen hätte. Er konnte neben einer ausgezeichneten Wirkung lediglich ein vorübergehendes Kribbeln und eine weißliche Verfärbung im Mund feststellen. Hauschild nahm sich daraufhin des Themas gemeinsam mit Ludewig an.

> Das Kribbeln und die Weißfärbung, die die Lehrbücher der 20er Jahre für 10- bis 30-prozentiges Peroxid ausmachten, war bei den amerikanischen Anwendungen der dreiprozentigen Lösung nie ein Thema.

Diese Beobachtung stellte einen starken Kontrast zu den Verlautbarungen vieler Lehrbücher seit den 1920er Jahren dar. Diese hatten voneinander abgeschrieben, dass das Peroxid von 10 bis 30 Prozent „ätzend“ wirke, und nannten als Beweis ein Kribbeln, eine nachfolgende Weißfärbung und schließlich ein Jucken mit leichter Hautrötung, die aber nur kurz anhielten. Auch mahnte ein echter, weißer Ätzschorf der Karbolsäure zur Vorsicht, der allerdings durch deren toxische Wirkung erzeugt wurde und mit der Sauerstoffbildung des Peroxids nicht zu tun hatte. Daher wurde in Deutschland für Wunden und im Mundbereich nur bis zu dreiprozentige Lösung benutzt, die aber schwächer als die bis zu 30-prozentigen Peroxidzubereitungen wirkt.

Interessanterweise war dieses Kribbeln und die Weißfärbung bei Anwendung der über dreiprozentigen Lösungen auf der Haut bei den amerikanischen Anwendungen nie ein Thema. Die Patienten interpretierten dies wohl als Eintritt der Wirkung und hatten damit nicht Unrecht.

Man glaubte bis zu jener Zeit auch, dass die Wirkung nicht sehr in die Tiefe gehe, da das Enzym Katalase in jeder Zelle vorkommt und das Peroxid schnell in Wasser und Sauerstoff zersetzt. So stand es in den Lehrbüchern und so wird es teilweise bis heute abgeschrieben.

An dieser Stelle setzen die Forschungen in Leipzig an, die in einer Vielzahl von Fachpublikationen aus unterschiedlichen Disziplinen wie Dermatologie, Chirurgie, Geburtshilfe, innere Medizin und Zahnheilkunde dokumentiert sind.

Zur Verblüffung der Untersucher und im Gegensatz zur damals gängigen Lehrmeinung wurde festgestellt, dass das Wasserstoffperoxid schnell und unzersetzt sowohl die Schleimhäute als auch die intakte Außenhaut (Epidermis) durchdringt und eine ausgesprochene Tiefenwirkung entfaltet. Das kleine, wasserähnliche Molekül übertrifft bezüglich Schnelligkeit und Wirkung in tiefen Gewebeschichten die meisten anderen Arzneistoffe mit deren größeren molekularen Abmessungen. Entgegen den Lehrbuchmeinungen enthalten die Außenschichten der Haut fast keine Katalase. Zusätzlich weiß man heute, dass hohe Peroxidkonzentrationen die Katalase zunächst blockieren.

So konnte ganz exakt gemessen werden, dass schon bei einer fünfprozentigen Peroxidsalbe auf einem Quadratzentimeter Haut pro Minute 20 bis 50 Mikrogramm Wasserstoffperoxid zur Resorption gelangen. Bei 20- oder gar 30-prozentigen Lösungen wird in kürzester Zeit ein Mehrfaches an Wirkstoff resorbiert.

Damit sind auch die ausgezeichneten Erfolge der frühen amerikanischen Anwendungen erklärbar. Durch die Tiefenwirkung konnten zum Beispiel die Hauttuberkulose oder der Primäraffekt der Syphilis geheilt werden.

Weiterhin wurde festgestellt, dass erst in sehr tiefen Gewebeschichten ein rascher enzymatischer Abbau des nun verdünnten Peroxids in die Spaltprodukte Wasser und Sauerstoff eintritt. Doch damit war der Wirkmechanismus noch nicht erschöpft: Es konnte nachgewiesen werden, dass sich der Sauerstoff nach Anwendung der 20-prozentigen Salbe für 24 Stunden im Gewebe befand und selbst im Muskel Sauerstoff deponiert wurde. Damit werden die Anwendungen des Wasserstoffperoxids über die rein antimikrobielle Wirkung hinaus erheblich erweitert. Die Ergebnisse heißen nichts anderes, als dass alle Krankheiten, die mit einem lokalen und oft auch mit einem allgemeinen Sauerstoffmangel verknüpft sind, mit dieser bequemen perkutanen (durch die Haut erfolgenden) Therapie beeinflusst werden können.

Hiermit kann man auch das früher als „weißer Ätzschorf" fehlinterpretierte Phänomen erklären: Der eingelagerte Sauerstoff wird sichtbar und verdrängt anfänglich reversibel Blut aus feinen Kapillaren. Diese lokale Einlagerung heißt „Sauerstoffemphysem". Mit modernen Methoden kann man den Sauerstoff zudem in den abführenden Venen und selbst an den Begrenzungen des Knochens am eingelagerten Gewebe nachweisen.

> Es ist möglich, durch einfaches Aufbringen von Lösungen oder Salben weite Bereiche des Körpers mit mehr Sauerstoff zu versorgen, der auch in den Zellen genutzt werden kann.

Es ist also möglich, durch einfaches Aufbringen von Lösungen oder Salben weite Bereiche im Körper mit mehr Sauerstoff zu versorgen, der auch in den Zellen genutzt werden kann. Durch die einhergehende Gewebeerweiterung kommt es auch zur verstärkten Durchblutung. Dabei tritt die schwache Rötung mit den vorübergehenden Kribbelgefühlen auf, die auf Schleimhäuten ab etwa fünfprozentigem, auf der Haut ab zehnprozentigem Wirkstoff zum Vorschein kommen. Umfangreiche Tierversuche als auch histologische Befunde an menschlicher Haut zeigten eindeutig, dass es umkehrbare Prozesse und keine Verätzungen sind. Höchstens sehr lange Einwirkungen hochprozentiger Präparate auf Schleimhäuten könnten durch die starken Sauerstoffentwicklungen eine Gewebezerreißung hervorrufen; rein theoretisch wäre auch in seltenen Fällen eine Embolie mit Verschleppung von Gasblasen in die Lunge denkbar. Deshalb wurde dem Zahnarzt Schüler letzten Endes empfohlen, zur Mundspülung nur das ausreichende zehnprozentige Präparat zu benutzen. Bestätigt werden diese Empfehlungen auch durch die Tatsache, dass in den USA sehr intensiv die sechsprozentige Lösung ohne Probleme bei Kindern gegen Diphterie auf den Schleimhäuten angewendet wurde. Kleine Stellen im Mund könnten aber unbedenklich mit Perhydrol auf Wattestäbchen betupft werden.

Im Gegensatz dazu wurde eindeutig nachgewiesen, dass die hochprozentigen Hautpräparate großflächig zum Beispiel an den Beinen ohne schädliche Blutveränderungen oder gar Embolien sicher angewendet werden können. Die antimikrobielle Wirkung ist entscheidend – doch konnte auch eine Reihe von Erkrankungen durch den Sauerstoff und die Förderung der Durchblutung positiv beeinflusst werden. Hier folgt nun eine Aufstellung von eindrucksvollen Therapieerfolgen aus den 1960er Jahren in Deutschland. Die Details zu den verschiedenen publizierten Arbeiten finden Sie unter den entsprechenden Titeln und Namen im Literaturverzeichnis.

Periphere Durchblutungsstörungen

Diese ernsten Symptome zeigen sich bei der arteriellen Verschlusskrankheit, die vor allem in den Beinen vorkommt (u.a. „Raucherbein"). Durch „Verkalkung" wird der Innendurchmesser der Arterien zunehmend geringer, der Blutfluss und damit der Sauerstofftransport nehmen immer stärker ab. Es kommt zu sichtbaren Versorgungsstörungen im Gewebe, das in fortgeschrittenen Stadien kühl ist und sich mitunter sogar bläulich verfärbt (Zyanose). In den schlimmsten Fällen können daraus Amputationen und Gasbrand resultieren, der von gefürchteten Bakterien hervorgerufen wird, die anaerob (ohne Sauerstoff) heranwachsen. Besonders gefährdet sind Diabetiker mit schlechter Einstellung des Blutzuckerspiegels.

Im Literaturverzeichnis sind einige Autoren benannt, die über Jahre mit ausgezeichnetem Erfolg diese Symptome durch Anwendung einer 10- bis 20-prozentigen Wasserstoffperoxidsalbe gebessert haben. Da der

Sauerstoff lange als feinste Bläschen im Gewebe verbleibt, brauchte das Präparat nur aller zwei bis drei Tage angewendet werden.

So berichtete W. Wehner beim Leipziger Wasserstoffperoxid-Symposium 1967 (Brandt, S. 20 ff.):

> „Wir konnten seit nunmehr acht Jahren umfangreiche Erfahrungen mit wasserstoffperoxidhaltigen Salben sammeln, die von Hauschild und Ludewig entwickelt und untersucht wurden. Die bestechend einfache epikutane Anwendung, die Vermeidung der geschilderten Gefahren und Unannehmlichkeiten [bei Anwendung von Sauerstoff, Anm. d. Autors] und die nachgewiesene größere biochemische Wirkung (1,0 g Oxyderm vermag 60 cm^3 Sauerstoff abzuspalten) haben die anderen parapulminalen Applikationsformen des Sauerstoffs völlig überflüssig gemacht. Wir haben sie wegen Unterlegenheit seit Jahren nicht mehr angewandt. Man muß heutzutage mit Berechtigung die Frage aufwerfen, ob in Anbetracht der zur Verfügung stehenden perkutanen wirksamen Sauerstoffpräparate die intra- und paravasale Sauerstofftherapie überhaupt noch vertretbar ist […]
>
> Danach lassen sich folgende Ergebnisse zusammenfassen:
>
> 1. Der unterschiedlich empfundene ischämische Schmerz nimmt meist mit zunehmender Behandlungszeit ab. Die Perioden der Schmerzfreiheit paaren sich mit Wärmegefühl und Nachlassen der Mißempfindung.
> 2. Die Hautfarbe wechselt regelmäßig über Blässe zur intensiven Rötung. Eindrucksvoll ist oft das Verschwinden von Zyanosen. Das erlebten wir selbst bei durchblutungsgefährdeten gestielten Hautlappen. Auch hierbei kann

man sich erfolgreich der transkutanen Sauerstofftherapie bedienen.

3. [...] Das bedeutet oft ein freies Lauf-und Bewegungsvermögen. Solange eine konservative Therapie noch angezeigt ist, sollte deshalb stets die Anwendung wasserstoffperoxidhaltiger Salben erfolgen. Bleiben diese Ergebnisse auch oft für einen bestimmten Zeitraum begrenzt, so sind sie doch für den Einzelnen ein großer Erfolg [...]

Wir sehen vielmehr in der zusätzlichen, verläßlichen und ungefährlichen epikutanen Sauerstofftherapie einen wahrhaften Fortschritt. Dieser geht so weit, daß wir von Fall zu Fall bei arteriosklerotischer Zehen- oder Vorfußgangrän vom bisherigen Grundsatz der Oberschenkelamputation abgehen konnten und die Resektionsgrenze peripherwärts verlegten, mitunter also nur die Zehen entfernten. Einige durchblutungsgestörte Unterschenkelstümpfe erholten sich, so daß eine Nachamputation überflüssig wurde. Verbliebene Hautdefekte wurden nach epikutaner Sauerstofftherapie rascher zur Aufnahme von Hauttransplantaten vorbereitet. Örtlicher Sauerstoffmangel hätte im entzündlichem Gewebe die Regeneration verhindert, die Wundheilung verzögert und zu Einschmelzungen und Ulzera geführt."

Schilling behandelte 200 Diabetiker, bei denen zusätzlich zu den Durchblutungsstörungen auch eine Infektionsgefahr durch die Grunderkrankung bestand. Er hatte ähnlich gute Erfolge, die nur gemindert wurden, wenn schon Sensibilitätsstörungen durch diabetische Nervenschädigungen (Neuropathie) bestanden. Diese führten bei manchen Patienten dazu, dass anstelle der wohltuenden Wärmegefühle ein schmerzhaftes Prickeln auftrat.

Warum wird diese einfache und sichere Therapie nicht allgemein durchgeführt? Hier kann dieselbe Feststellung wie beim Einsatz der Kupferklinken getroffen werden: fehlende Literaturkenntnis und Trägheit, sicher unterschiedlich nuanciert. Man könnte zwar das Argument ins Feld führen, dass derzeit ja keine entsprechende Peroxidsalbe auf dem Markt sei. Dieses hat aber kein Gewicht, denn jeder Apotheker kann einfach die Harnstoffverbindung in Glycerin im gewünschten Verhältnis auflösen und eventuell noch mit Wasser zu einer Endkonzentration von 10 bis 20 Prozent verdünnen. Dies gilt für alle hier besprochenen Anwendungen. Der Wirkstoff braucht nicht einmal neu zugelassen werden, da er ein alter Bekannter aus der Zahnheilkunde ist und selbst Laien ihn verdünnt zum Blondieren auf der Haut benutzen.

Auch wenn in den alten amerikanischen Behandlungen schon von der Anwendung bei Gangrän die Rede war, wurden Durchblutungsstörungen nicht explizit erwähnt. Es war noch nicht bekannt, dass sich Sauerstoff im Gewebe über längere Zeit in Form von feinsten Gasbläschen anreichert.

Behandlung von Venenerkrankungen in der Schwangerschaft und im Wochenbett

Häufig bilden sich in der Schwangerschaft Krampfadern (Varizen) aus oder schon vorhandene erweiterte Adern verschlechtern sich. Neben der familiären Veranlagung begünstigt das Schwangerschaftshormon Gestagen diesen Prozess. Es führt in den ersten Monaten zur Lockerung des Bindegewebes und damit zu einer Venenerweiterung. Die Vergrößerung der Gebärmutter übt zusätzlich einen zunehmenden Druck auf die untere Hohlvene aus, die wiederum den Druck in den Beinvenen erhöht und so die Krampfaderbildung begünstigt. Von besonderer Bedeutung sind die Krampfadern der Unterschenkel. Deren Muskulatur neigt durch ungenügende Blutversorgung und dem damit einhergehenden geringeren Sauerstoffaufkommen zu Wadenkrämpfen, die von leichter Ermüdbarkeit, Ödemen (Anschwellungen mit Flüssigkeitseinlagerung) und Schweregefühl in den Beinen begleitet werden. Durch den ungenügenden Kreislauf besteht zusätzlich die Gefahr von Thrombosen im Wochenbett.

Felker berichtete über den umfangreichen Einsatz der Wasserstoffperoxidsalbe bei stationär aufgenommenen Schwangeren und Wöchnerinnen. Die Salbe diente hier ebenfalls zur Zufuhr von Sauerstoff, da ein großer Teil der Beschwerden auf Sauerstoffmangel beruht. Bei einer starken Varizenbildung wurde auch der Oberschenkel mit der Salbe bestrichen, die Nagelregion wurde ausgespart. Dabei wurden wissenschaftlich exakt verschiedene Daten wie Schmerzempfindlichkeit, Hauttemperatur und Muskelleistungen ermittelt.

Die Salbe diente Schwangeren und Wöchnerinnen zur Zufuhr von Sauerstoff – ein großer Teil ihrer Beschwerden beruhte auf Sauerstoffmangel.

Als Ergebnis führt Felker beim Wasserstoffperoxid-Symposium aus (Brandt, S. 59):

> „Im Einklang mit den objektiven Befunden kommt es bei den gefährdeten Schwangeren und Wöchnerinnen zu einer ausgezeichneten Besserung der subjektiven Beschwerden durch diese einfache und elegante Methode der epikutanen Anwendung von Wasserstoffperoxid in der Geburtshilfe. Die klinische Verweildauer dieser Wöchnerinnen wird den anderen Wöchnerinnen angeglichen, die Stillleistung wird durch Ausschaltung subjektiver Beschwerden normalisiert, die Nachtruhe als Erholungsphase ungestört eingehalten und Thrombosen und Thrombophlebitiden im klinischen Wochenbett ohne Zusatzbehandlung auf ein Minimum reduziert. Über die zunehmende Anwendung des wasserstoffperoxidhaltigen Puders in der Geburtshilfe, bei der Wundversorgung im Kreißsaal und bei der Mastitis puerperalis [bakterielle Entzündung der

Brustdrüse, Anm. d. Autors] werden wir zu einem späteren Zeitpunkt berichten.

Wir Geburtshelfer möchten und können auf diese Bereicherung des Arzneimittelschatzes nicht verzichten."

Leider muss die gleiche negative Aussage über den heutigen Einsatz wie im vorherigen Abschnitt gemacht werden – die günstige und funktionierende Methode kommt nicht zur Anwendung. Es bleibt nur die Hoffnung auf eine zukünftige „Therapiewelle".

Therapeutische Bemühungen zur Sauerstoffzufuhr am Gehirn

Verschiedene Erkrankungen im Gehirn sind eng mit Sauerstoffmangel verknüpft. Oft werden Sauerstoffinhalationen angewendet, zum Beispiel zur Linderung beim furchtbaren Clusterkopfschmerz. Jedoch ist die Aufnahmekapazität der roten Blutkörperchen für Sauerstoff begrenzt. Zudem ist häufig der Blutfluss gestört, sodass eine Hypoxie (ein Fehlen von Sauerstoff) und damit irreversible Schäden drohen.

Mehrere Autoren wendeten daher auch in diesem Fall Wasserstoffperoxidsalbe an, um dem Hirn Sauerstoff direkt durch die Haut zuzuführen. Allerdings muss hier streng auf einen Augenschutz und eventuell die Bleichwirkung auf die Haare geachtet werden. Übrigens vertritt man heute die These, dass weiße Haare entstehen, weil sie im Alter durch Peroxidbildung von innen her gebleicht werden.

Elsässer und Neudel berichteten über gute Erfolge bei der Nachbehandlung der Gehirnerschütterung (Commotio cerebri). Sie applizierten die Peroxidsalbe auf die Stirn, um die Kopfschmerzen zu lindern, die noch über Wochen nach dem Ereignis anhalten können. Gehirnerschütterung ist die „mildeste" Form (Stufe 1) des gedeckten Schädel-Hirn-Traumas. Gedeckt bedeutet hier, dass keine offenen Wunden vorhanden sind. Als Erklärung für die Wirksamkeit nahmen die beiden Autoren an, dass der benachbarte Kreislaufabschnitt und besonders die betreffenden Arterien durch den eingebrachten Sauerstoff funktionell beeinflusst würden.

Die beiden Kliniker besprachen ausführlich das gedeckte Schädel-Hirn-Trauma sowie die folgenden, sekundären Kreislaufbeschwerden, die ein Hirnödem und ebenfalls örtlich begrenzte Dauerschäden des Gehirns zur Folge haben können. Durch die Anwendung der Peroxidsalbe konnte der frei werdende Sauerstoff diese sekundären Kreislaufstörungen günstig beeinflussen oder gar verhindern.

Die heutigen Leitlinien zum Schädel-Hirn-Trauma bieten nur sehr dürftige Behandlungsoptionen und betonen besonders den Sauerstoffmangel als kritisches Element. Das Hirngewebe hat die geringste Sauerstoffmangeltoleranz aller Körperorgane!

> Die heutigen Leitlinien zum Schädel-Hirn-Trauma bieten nur sehr dürftige Behandlungsoptionen und betonen besonders den Sauerstoffmangel als kritisches Element: Grund genug für die Einbringung des Sauerstoffs durch die Haut.

Das sollte Grund genug sein, die Einbringung des Sauerstoffes durch die Haut bei diesen und weiteren Hirnerkrankungen erneut und umfassend zu erforschen, um die ernsten sekundären Kreislaufstörungen günstig zu beeinflussen.

Warzenbehandlung mit Wasserstoffperoxid

Es sind über 100 Subtypen des Humanen Papillomavirus (HPV) bekannt, die neun verschiedene Warzentypen hervorbringen. Diese stellen eine der häufigsten Erkrankungen der Haut und, was weniger bekannt ist, der Schleimhäute dar. Jedes Jahr gibt es in Deutschland etwa 750.000

Neuinfektionen mit HPV! Die Inkubationszeit von der Ansteckung bis zum Ausbruch der Warzen beträgt vier Wochen bis acht Monate. Besonders bei geschwächtem Immunsystem können Warzen in großer Zahl auftreten und dann trotz der Gutartigkeit neben den ästhetischen Problemen erhebliche Beschwerden verursachen.

Es gibt verschiedene Behandlungsmethoden, die meist schmerzhaft sind und auch Narben hinterlassen können. Dazu zählen Verfahren, die mit Hitze, Kälte oder lange bekannten Ätzstoffen wie Salicyl- oder Milchsäure arbeiten. Auch kommen Stoffe, die das Immunsystem stimulieren sollen, zur Anwendung. Besondere Probleme bereiten Viren auf Schleimhäuten,wie die verbreiteten und äußerst unangenehmen Feigwarzen (Condylomata acuminata) auf den Genitalien. Hier verbieten sich naturgemäß drastische Methoden der Entfernung. HPV erhöht beim Auftreten auf Schleimhäuten (Geschlechtsorgane, Mund- und Rachenbereich) die Krebsgefahr.

> Hauschild berichtete, dass bereits in den 1920er Jahren Chemiker das 30-prozentige Perhydrol erfolgreich zur sicheren Warzenentfernung benutzten.

Über die Anwendung des Wasserstoffperoxids zur Warzenentfernung wurden im Zuge der Leipziger Forschungen ebenfalls umfangreiche und sehr positive Erfahrungen gesammelt. F. Hauschild berichtete, dass bereits in den 1920er Jahren Chemiker das 30-prozentige Perhydrol erfolgreich zur sicheren Warzenentfernung benutzten. Nach dem Aufbringen von wenigen Tropfen der Lösung auf die Warzen blähten sie sich in den nächsten Tagen blumenkohlartig auf und fielen nach einiger Zeit krümelig ab. Dabei entstanden keinerlei Narben. Als Nebenwirkung waren lediglich das Kribbeln und die Weißfärbung zu spüren, die schnell abklangen.

Diese Warzenentfernung ist wissenschaftlich fundiert:

1. Die Viren werden schnell und zuverlässig abgetötet. Daher können während der Warzenentfernung auch keine Erreger verschleppt werden.

2. Die Durchblutung wird stark angeregt und so werden zusätzlich ungünstige Verhältnisse für die Virenvermehrung geschaffen, da Neubesiedelungen erschwert werden.
3. Der entstehende Sauerstoff „sprengt" die Warzen und durch die mechanische Zerstörung fallen sie schließlich ab.

Keine der aktuell gängigen Anwendungen wirkt auf diese drei Bereiche zusammen ein, auch werden insbesondere die Viren nicht ursächlich bekämpft. Oft genug resultieren Narben, die Dauerschäden an empfindlichen Körperstellen sind.

Nach der Entwicklung der Wasserstoffperoxidsalbe durch Hauschild und Ludewig berichtete Zimmermann 1960 über die erfolgreiche Behandlung von Fußsohlenwarzen (Verrucae plantares) mit der Salbe. Diese traten bei den behandelten Fällen jeweils in großer Zahl auf. Die Salbe wurde ein- bis dreimal pro Tag aufgetragen, wobei die Zwischenräume mit Zinkpaste abgedeckt wurden. Vor und nach dem Einwirken der Salbe wurden warme Fußbäder durchgeführt. Die Warzen fielen nach drei bis fünf Tagen ab.

Schließlich berichtete Kühne über die Behandlung einer großen Anzahl von Patienten mit einer nur zehnprozentigen Peroxidsalbe. Er betonte, dass durch die unterschiedlichen Warzentypen und ihre variable Lokalisation eine Warzentherapie für jeden Patienten individuell angepasst werden müsse.

Mit der Salbe wurden Fußsohlenwarzen und gewöhnliche („vulgäre") Warzen (Verrucae vulgaris) behandelt, die sowohl an der Hand als auch am Bein auftreten können. Bei 70 Prozent aller Warzen handelt es sich um solche gewöhnlichen Warzen. Kühne betonte auch, dass Durchblutungsstörungen Warzen begünstigen und betrachtete daher die Peroxidwirkung als sehr förderlich dafür, Rückfälle zu vermeiden.

Von den behandelten 223 Patienten wurden 73 Prozent frei von Warzen, wobei vor allem Menschen mit vielen Warzen therapiert wurden.

Nur zwei Kranke erlitten Rückfälle. Das ist ein Zeichen, dass hier eine ursächliche Therapie vorliegt. Auch darf nicht vergessen werden, dass die starke Verhornung der Füße zusätzlich als Wirkstoffbarriere fungiert. Vielleicht resultierten die Therapieversager aus dieser speziellen, schwierigen Anatomie. Die notwendige Behandlungszeit umfasste zwei bis acht Wochen. Auffällig war an den Fällen, dass die Salbe kurz nach Eintritt des Kribbelns schon wieder entfernt wurde, was nicht nötig ist und die Behandlung vielleicht durch unvollständige Resorption verlängerte. Es besteht zumindest ein Kontrast zu den schnellen Erfolgen der Anwendungen bei Zimmermann.

> Die Schmerz- und Komplikationslosigkeit sind bei der Anwendung der Salbe auch beim Auftreten einer großen Anzahl von Warzen vorteilhaft.

Nebenwirkungen, die zum Abbruch der Therapie zwangen, wurden nicht beobachtet, waren aber auch nicht erwartet worden. Kühne hob hervor, dass die Schmerz- und Komplikationslosigkeit bei der Anwendung der Salbe besonders auch beim Auftreten einer großen Anzahl von Warzen sehr vorteilhaft sind. Daneben wurden gute kosmetische Resultate bei Ausbleiben jeglicher Narbenbildung erreicht. Diese Virenbekämpfung erinnert an die amerikanischen Beschreibungen zur lokalen Behandlung von Windpocken und Gürtelrose, die auch sehr schnell zum Erfolg führten.

Ich bin optimistisch, dass diese schonende Methode der ursächlichen Virenbekämpfung bei Warzen bald umfassende Anwendung finden wird. Ein Hoffnungsschimmer sind die bereits im Handel erhältlichen wässrigen Desinfektionslösungen auf der Basis von Alkoholen, die noch etwa ein Prozent Wasserstoffperoxid enthalten. Diese sind auch zur Operationsvorbereitung zugelassen und werden damit beworben, dass sie eine Warzenansteckung verhindern können, da sie gegen HPV wirken. Diese Wirkung des Peroxids wird also offiziell anerkannt. Das Verfahren ist billig und einfach und kann nach der Diagnose der Warzen auch unbedenklich zu Hause durchgeführt werden. Es besteht ebenfalls die sehr berechtigte Hoffnung, dass Feigwarzen auf diese Weise effektiv und schonend behandelt werden können.

Auch bei den lokalen Erscheinungen des Herpes labialis an der Lippe und des Herpes genitalis an den Geschlechtsorganen ist es wahrscheinlich, dass das Peroxid eine durchdringende Wirkung hat, selbst wenn der Herpes-simplex-Virus (2 Subtypen) sich lebenslänglich in den Ganglien verbergen kann. Im geschwächten Zustand bricht dann eine lokale Infektion aus. An gleicher Stelle kann zusätzlich noch eine bakterielle Superinfektion auftreten, etwa mit Staphylococcus aureus, sodass es zur Ausbreitung von „Mundfäule" kommt. Um diese Mischinfektion zu bekämpfen, ist das Peroxid als neuer Therapieansatz hervorragend geeignet. Die teuren Mittel gegen die Lippenerscheinung wirken nur virostatisch und töten den Erreger nicht ab.

Zur Anwendung bietet sich hier die haftende Lösung des Harnstoffperhydrats (drei- bis neunprozentig) in Glycerin an, natürlich aber auch die dreiprozentige wässrige Handelslösung des Wasserstoffperoxids. E. A. Brown aus Boston beschrieb die stabile Glycerinlösung 1946 erstmalig als nahezu ideales Antiseptikum. Mit der vierprozentigen Lösung in Glycerin auf Tampons konnten neuerdings experimentell bei jungen Frauen die Veränderungen am Gebärmutterhals, die durch HPV verursacht werden, erstmalig zurückgebildet werden. Diese können zu Krebs führen und ihre Behandlung ist bis heute die alleinige Domäne der Chirurgie. Aber schon 1890 wurden analoge Veränderungen mit Wasserstoffperoxid und dem Glycozone in Glycerin auf Tampons erfolgreich behandelt. Andere Arzneimittel für diese Erkrankung existieren bisher nicht!

Der Bedarf an lokal wirksamen Pharmaka, die eine ausgezeichnete Wirkung auch bei tiefen Hauterkrankungen haben, ist seit 50 Jahren unverändert hoch. Wie schon dargestellt wurde, ist die Lage heute durch die Resistenzentwicklung bei Antibiotika noch bedeutend schlechter als früher. Lokal wirksame Arzneimittel haben häufig eine hervorragende Hemmwirkung auf Bakterien in vitro, zeigen aber meist nur ein ungenügendes Eindringvermögen bei äußerlich unversehrter Haut, da sie an der Barriere, die die Hornschicht ausmacht, scheitern. Ein Beispiel sind die gelben, jodhaltigen Lösungen, die bei TV-Berichten regelmäßig im Operationsgebiet zu sehen sind. Im Gegensatz zur früheren, reizenden Jodtinktur ist hier das Jod locker an organische Träger gebunden, dadurch wasserlöslich und reizlos. Die wertvollen Eigenschaften des Jods, seine dem Peroxid ähnliche Wirkung gegen Bakterien, Pilze und Viren, bleiben bei dieser Anwendung erhalten, es können allerdings in seltenen Fällen Jodallergien auftreten. In Wunden kommt diese antimikrobielle Wirkung zum Tragen, und durch die gelbe Farbe wird gleichzeitig das Operationsgebiet gut markiert. Allerdings wird intakte Haut nur ungenügend durchdrungen, sodass keine Tiefenwirkung erzielt wird. Auch regt es die Granulation der Wunden nicht an, weshalb diese unter Peroxideinwirkung viel schneller abheilen als mit den Jodpräparaten.

Jod regt die Granulation der Wunden nicht an, weshalb diese unter Peroxideinwirkung viel schneller abheilen als mit den Jodpräparaten.

Typische Fälle von schneller Heilung durch Anwendung eines Puders mit dem Harnstoffperhydrat (hier abgekürzt als WPO) stellte Heede beim Symposium vor (Brandt, S. 66):

> „Bei der 24-jährigen Hausfrau hatte der Chirurg bei der Entfernung einer zwischen dem 2. und 3. Mittelhandstrahl abgebrochenen Nähnadel unerwartete Schwierigkeiten. In der

> ambulanten Nachbehandlung verhielt sich die Patientin leichtsinnig. Die Inzisionswunde vereiterte breit klaffend unter Abstoßung von Nekrosen der Palmaraponeurose. Mit toxischem Handödem und Lymphangitis drohten ernste Komplikationen. Antibiotika kupierten die Allgemeinsymptome. Als letzter Versuch vor der Stationierung wurde WPO-Puder angewendet. Reinigung und Heilung gingen so schnell vor sich, daß eine Foto-Dokumentation nur noch post factum möglich wurde. Nach zehn Tagen war die fünf Zentimeter lange, tiefe Wunde mit kleinen Schorfinseln reizlos verheilt, die Hand belastungsfähig für den Haushalt [...] Bei Bergleuten treten hin und wieder Laugenverletzungen infolge defekter Grubenlampen auf [...] Trotz initialer Neutralisierung mit Zitronensäure ist die Heilung meist verzögert. Hier heilte ein acht Zentimeter langer, flachnekrotischer Defekt nach vergeblicher vierzehntägiger Vorbehandlung mit diversen Externa innerhalb von drei Tagen unter WPO-Puder mit reizlosem Schorf im Niveau und Arbeitsfähigkeit auf eigenen Wunsch ab."

Diese überwältigenden Behandlungserfolge, auch beim Versagen anderer Methoden, bestätigen sowohl die früheren amerikanischen Erfahrungen mit den Lösungen als auch die Puderanwendung im Ersten Weltkrieg bei komplizierten, stark verschmutzten Wunden. G. Heede schlug daher vor, die Substanz bei Massenunfällen und Katastrophen als Erstversorgung zu verwenden. Gerade bei solchen Ereignissen mit dem großen Problem einer adäquaten ärztlichen Versorgung wäre diese einfache und billige Anwendung durch Sanitäter äußerst sinnvoll.

Besonders interessant ist das Verhalten von Wasserstoffperoxid bei Resistenzen von Bakterien. Einerseits gibt es, wie lange nachgewiesen ist, keine Resistenzbildung gegenüber dem Peroxid selbst. Andererseits gab es in den 1960er Jahren sehr bemerkenswerte Resultate bei Wechselwirkungen mit Antibiotika, die nie ins allgemeine klinische Bewusstsein traten und noch umfassend erforscht werden müssen.

So berichtete R. Schroth aus der chirurgischen Klinik Görlitz, dass der Puder vom September 1964 bis zum Dezember 1966 bei über 100 Patienten mehr als 2.000 Mal angewendet wurde. Bei diesen Patienten waren es Geschwüre (Ulzera) an den Beinen, die schlecht heilten und einen arteriellen oder venösen Hintergrund hatten.

Bei 46 Patienten wurden die Wunden mikrobiell untersucht und die isolierten Bakterienstämme einem Antibiotikatest unterworfen. Stets wurde eine Mischflora aus Staphylococcus aureus und unterschiedlichen Streptokokken, aber auch Darmbakterien wie Enterokokken (eine Abart ist der heutige EHEC-Erreger) und Proteus-Arten festgestellt. Die Bakterienstämme aller Patienten waren gegenüber Penicillin völlig resistent, 21 auch gegenüber Chloramphenicol und 28 gegenüber Streptomycin. Nur acht (Chloramphenicol) bzw. drei (Streptomycin) Patienten sprachen auf die Antibiotika sehr gut an. Dazwischen lagen mäßige Empfindlichkeiten.

Beim Behandlungsversuch der Ulzera mit den noch existierenden Empfindlichkeiten gegenüber Antibiotika stellte man eine sich schnell entwickelnde Resistenz fest, wenn diese als Puder angewendet wurden. Im Gegensatz dazu verminderte der Peroxidpuder mit zunehmender Behandlungsdauer kontinuierlich die bakterielle Besiedlung bis zur völligen Sterilität.

Von besonderem Interesse war die Veränderung der „übrig gebliebenen“ Bakterienstämme hinsichtlich der Antibiotika-Resistenz. Nach einer 20-tägigen Behandlung mit dem Puder erwiesen sich von 45 Ulzera bereits 33 als völlig steril. Von den verbliebenen zwölf Fällen waren nur fünf gegen Penicillin, vier gegen Chloramphenicol und sechs gegen Streptomycin resistent. Besonders bemerkenswert ist, dass erstmalig auch eine Empfindlichkeit gegenüber Penicillin auftrat!

Es ist völlig unklar, wie die Peroxidwirkung die Resistenzlage so verbessern konnte. Hier ist zumindest ein wirkmächtiger Forschungsansatz vorhanden: Man beginnt, indem man großflächig über die Haut Peroxid und erst dann das Antibiotikum appliziert. Oder es wird mit einer sachkundigen i.v.-Applikation das Wasserstoffperoxid zugeführt und erst dann die eigentliche antibiotische Substanz eingesetzt, um so die Resistenz zu durchbrechen. Auch ein Peroxidspray bei Lungeninfektionen zusammen mit der Applikation der Antibiotika ist anzustreben.

In Anbetracht der klinischen Situation ist diese Forschung unbedingt nötig, da hier ein einfacher Weg vorliegen könnte, die Resistenzlage als klinische Sackgasse wieder zu entspannen.

Anwendung gegen Hautpilze

Pilzerkrankungen (Mykosen) sind bei Mensch und Tier sehr weit verbreitet und nur wenig im allgemeinen Bewusstsein verankert. Wegen der hohen Dunkelziffer schwanken die Schätzungen etwa beim Fußpilz erheblich – zwischen 30 und 70 Prozent der Gesamtbevölkerung! Dieser wird meist durch Arten verursacht, die auf Mensch und Tier spezialisiert sind (Trichophyton-Arten). Aber auch Hefepilze sind stark im Vormarsch und können sich im Körper ansiedeln, so der „weiße Hefepilz“ Candida albicans, der ebenfalls als Fußpilz auftreten oder unter anderem den Soor im Mund von Kindern verursachen kann. Gemeinschaftseinrichtungen wie Schwimmbäder oder Saunen haben zur starken Verbreitung beigetragen. Die sich von Glukose ernährenden Hefepilze fühlen sich im feuchtwarmen Milieu besonders wohl, und befallene Füße verbreiten die Sporen der Trichophyton-Arten mit den abfallenden Hautschuppen. Besonders anfällig für eine Trichophyton-Ansiedlung sind chronisch feuchtkalte Füße mit ihrer schlechten Durchblutung. Diese Pilzarten ernähren sich von der Hornschicht und treten daher bei kleinen Kindern am Fuß noch nicht auf, wobei diese wiederum besonders anfällig gegenüber Hefepilzen sind. Selbst verschiedene Schimmelpilzarten kann man beim Fußpilz nachweisen.

Aber auch andere Regionen können besiedelt werden, darunter generell die Haut am Körper. Tiefe Mykosen können als „Bart- oder Kopfflechte" die Haarsubstanz angreifen und auch bleibenden Haarausfall hervorrufen. Sehr ansteckende tierische Mykosen wie die Kälberflechte können leicht auf den Menschen übertragen werden, was häufig bei Beschäftigten in der Landwirtschaft zu beobachten ist. Aber auch Haustiere haben bei engem Kontakt schon „erfolgreich" Pilze übertragen.

Schließlich sind Hefepilze immer mehr zum Problem geworden, da sie nach einer hochdosierten Antibiotika-Therapie auftreten können, wenn die Bakterien als natürliche Gegenspieler beseitigt wurden. Auch bei geschwächten Patienten mit reduziertem Immunsystem, der Krebstherapie mit Chemotherapeutika, der innerlichen Verwendung von Cortison oder nach Transplantationen treten sie als Problemkeime auf.

Bei der Besiedlung der Haut findet man bei schwereren Verläufen immer Mischkulturen mit Bakterien. Diese finden sich besonders bei stark geröteten Füßen mit Juckreiz oder sogar offenen Stellen zwischen den Zehen. Erst später besiedeln die Pilzarten die Nägel und sind durch das trockene Milieu nur schlecht zu bekämpfen. Daraus ergibt sich die Notwendigkeit, jeden Fußpilz zu behandeln, wobei idealerweise eine Mischflora der Zielpunkt sein sollte. Heute sind mehrere Stoffe im Handel, die im Gegensatz zu früher mehr Pilzarten abtöten und teilweise auch einige Bakterien hemmen. Die Arzneimittelpreise sind hoch und die Kassen bezahlen diese lokal wirkenden Mittel nicht. Ein winziges Fläschchen eines Nagelmittels kann hier schon einmal 35 Euro kosten – und der Erfolg ist ungewiss! Auch kann das Versprechen bei vielen Hautmitteln, dass nur sehr wenige Anwendungen nötig seien, nicht stimmen, da die

Sporen in der Haut nicht abgetötet werden und diese erst über Wochen „herauswachsen" müssen, bei weiterhin notwendiger Therapie.

Das Wasserstoffperoxid wurde hier als wirksame und billige Therapie ebenfalls erfolgreich getestet. Es ist durch seine gleichzeitige Bekämpfung von Bakterien und Pilzsporen sowie seine Tiefenwirkung besonders interessant. Zudem fördert die verbesserte Hautdurchblutung die Heilung stark, was bei sämtlichen anderen Wirkstoffen nicht geschieht.

Die ersten Berichte finden sich in der Zeit der amerikanischen Studien, als gegen Mundsoor vorgegangen wurde. Aber erst aus den 1960er Jahren stammen systematische und intensive Therapieansätze, die klinisch eindeutig dokumentiert sind.

Bei der In-vitro-Testung wurde eine äußerst starke fungizide (pilztötende) Wirkung auf sämtliche Trichophyton-Arten festgestellt, die wiederum auch kaum Katalase zur Zerstörung des Peroxids bilden. Dagegen wurden bei den Hefe- und Schimmelpilzen meist nur fungistatische (pilzhemmende) Wirkungen bei geringen Konzentrationen festgestellt – der Organismus muss die dann inaktiven, aber nicht abgetöteten Erreger selbst bekämpfen. Dieses Phänomen findet sich bei der In-vitro-Testung auch bei anderen Wirkstoffen, während der klinischen Anwendung sieht man dann im Gegensatz zu diesem Test in einer Nährlösung keine Unterschiede mehr.

Das Wasserstoffperoxid ist durch seine gleichzeitige Bekämpfung von Bakterien und Pilzsporen sowie seine Tiefenwirkung besonders interessant.

Genau das war auch beim Wasserstoffperoxid zu beobachten. Bei der einmaligen Verabreichung des Peroxidpuders auf ein Geschwür, das auch eine Candida-Besiedlung aufwies, war nach 22 Stunden kein Hefepilz mehr nachweisbar, wie Braun und Schmoranzer aus der Hautklinik Leipzig berichteten. Später kam ein Harnstoffperhydrat in Glycerinlösung mit einer Konzentration von sieben Prozent zur Anwendung. Gewöhnlich wurden die Erkrankungen an der Haut (Hefe- und Trichophyton-Infektionen) nach 20 Behandlungstagen beseitigt, tiefe Trichophytie nach 30 Tagen. Die Autoren betonten auch die Förderung der Durchblutung als besonders vorteilhaften Zusatzfaktor. Sie fassten ihre Erfahrungen wie folgt zusammen (Brandt, S. 46):

> „Die ersten Untersuchungen über die Anwendungsmöglichkeit des CAP-Puders in pastenähnlicher Form sind als durchaus positiv bei mikrobiell oder mykotisch bedingten Dermatosen anzusehen.
>
> Weitere Erfahrungen werden von uns gesammelt; aber es läßt sich bereits jetzt abschätzen, daß dieses Externum eine wesentliche Bereicherung des Arzneimittelschatzes darstellen dürfte, da es gleichzeitig mehrere therapeutisch günstige Effekte in sich vereinigt und nachteilige Wirkungen bisher nicht beobachtet wurden."

Darüber hinaus beschrieben andere Autoren die schnelle und erfolgreiche Therapie der Kälberflechte, die sich sonst nur äußerst schwer behandeln lässt (auch wenn heute für Tiere ein Impfstoff zugelassen ist).

Das Peroxid muss in unvoreingenommenen klinischen Versuchen mit anderen derzeit im Handel befindlichen Wirkstoffen verglichen werden. Besonders interessieren sollte dabei die Art der Erreger, die bakterielle Begleitflora, die Abtötung der Sporen und schließlich natürlich, wie schnell und vollständig die jeweiligen Krankheitsbilder ausheilen.

Zumindest lassen die Publikationen zu neueren Stoffen wie Imidazolen auf eher längere Behandlungszeiten als beim Peroxid schließen. Auf alle Fälle verschwindet der Juckreiz beim Peroxid schneller als bei den anderen Präparaten, da durch Oxidation diverse Entzündungsstoffe inaktiv werden.

Neutralisierung von Toxinen

Eine spannende Frage ist, ob zugeführtes Wasserstoffperoxid oder der daraus entstehende Sauerstoff den Körper auch von Giften und vor allem Bakterientoxinen befreien kann.

Schon in den alten amerikanischen Berichten wird die Behandlung der schlimmen Ausschläge (Kontaktdermatitis) nach Berühren des Eichenblättrigen Giftsumach („poison ivy“ oder auch Giftefeu) und der verwandten nordamerikanischen Art, der Gifteiche („poison oak“), beschrieben. Diese enthalten die öligen Inhaltsstoffe Urushiole, die zu den stärksten Kontaktallergenen gehören und schon im Mikrogrammbereich (Millionstel Gramm!) zu starken Hautsymptomen mit massivem Juckreiz und Hautwunden führen.

So berichtete Dr. N. H. Haight im Juli 1880 über die erfolgreiche Behandlung einer heftigen Dermatitis. Die junge Frau litt nach dem Kontakt mit Gifteiche schon eine Woche an den Symptomen. Jede Stunde applizierte er die dreiprozentige Peroxidlösung. Schon am nächsten Morgen war der Juckreiz erheblich reduziert und nach vier Tagen waren die klinischen Symptome völlig abgeklungen.

Abseits der Wirkung auf Entzündungsstoffe und bei der Wundheilung selbst sind sicher auch verbleibende Spuren des Allergens oxidiert worden. Im Laborversuch sind die Stoffe sehr oxidationsempfindlich, was die Anwendung aus heutiger Sicht wissenschaftlich zu begründen scheint.

Dr. R. M. Clark berichtete im August 1895 über ähnliche Erfolge beim Eichenblättrigen Giftsumach. Hier waren bei einem Mann nach dem Fischen starke Erscheinungen am Kopf und besonders im Gesicht festzustellen, die schon zwei Tage anhielten. Beim Betupfen der Haut mit 1,5-prozentiger Peroxidlösung hörte der Juckreiz nahezu sofort auf. Zusätzlich wurde auch die Nase mit der Lösung gespült. Hier waren die Erscheinungen schon nach zwei Tagen völlig verschwunden.

Interessant ist ebenfalls, dass in den USA die übelriechenden Sekrete der Stinktiere heutzutage auf diese Weise „entgiftet“ werden. Auch hier kann eine Oxidation – die der ungesättigten Schwefelverbindungen – als chemische Erklärung gegeben werden.

Des Weiteren wurde 1890 über verschiedene erfolgreiche Behandlungen von Insektenstichen berichtet, wie etwa denen von Hornissen, die nach Besprühen mit neunprozentiger Lösung sehr schnell abschwollen. Die dreiprozentige Lösung stoppt auch sofort den Juckreiz nach Mückenstichen. Es sollte in vielen Fällen möglich sein, mit der sofortigen Anwendung des 10- bis 30-prozentigen Peroxids in und weit um die Wunden bei verschiedensten Stichen und Bissen von Gifttieren (Schlangen, Spinnen, Skorpionen, Meerestieren), aber auch bei den durch Zeckenbiss übertragenen Erregern, eine Oxidation und damit Entgiftung zu erreichen. Dies wird anschaulich durch die nachfolgenden Versuche illustriert.

> Es sollte in vielen Fällen möglich sein, mit der sofortigen Anwendung des 10- bis 30-prozentigen Peroxids in und weit um die Wunden bei verschiedensten Stichen und Bissen von Gifttieren, aber auch bei den durch Zeckenbiss übertragenen Erregern, eine Oxidation und damit Entgiftung zu erreichen.

In den 1960er Jahren untersuchten Ludewig und seine Mitarbeiter im Tierversuch die Zerstörung des Tetanustoxins durch das Peroxid. Bekannt war bereits, dass die entsprechenden Wundstarrkrampfbakterien äußerst empfindlich sind, da sie streng anaerob, also ohne Sauerstoff, wachsen, ebenfalls wusste man, dass Sporen durch das Peroxid zerstört werden. Nun wurde also untersucht, wie das Toxin, das den Starrkrampf erst hervorruft, als chemische Substanz (Eiweiß) zerstört wird.

Dazu wurde weißen Mäusen das Toxin injiziert und nach 20 Minuten die 20-prozentige Wasserstoffperoxidemulsion auf die Haut aufgebracht. Zu Vergleichszwecken wurde bei anderen Mäusen nach der Toxininjektion eine fünfprozentige Jodlösung ebenfalls nach 20 Minuten appliziert. Auch wurden weitere Versuche durchgeführt, bei denen Hautwunden bei

Mäusen mit dem Toxin versetzt wurden. Nach zwei bzw. zehn Minuten wurden die Wunden mit dem zehnprozentigen Puder behandelt, in weiteren Versuchen auch mit dem zwölfprozentigen Präparat.

Das eindrucksvolle Ergebnis lautete, dass das Peroxid sowohl in den Wunden als auch sogar durch die intakte Haut das Toxin entscheidend zu hemmen vermochte. Diese schnelle Resorption mit sehr tiefer Wirkung zeigte sich auch bei den beschriebenen Therapien am Menschen. Dagegen war das Jod völlig wirkungslos.

Die Resultate der Tierversuche stimmen mit den Erfahrungen aus dem Ersten Weltkrieg überein, wo die Anwendung des Puders und der Salbe bei den verschmutzten Wunden unter den unhygienischen Bedingungen der Schützengräben die Fälle von Wundstarrkrampf stark reduzieren half. Es kann nicht stark genug betont werden, dass solche Peroxidpräparate die beste primäre Wundversorgung darstellen, die auch durch Laien anwendbar ist.

Hier zeigt sich aber leider wieder einmal, wie der Arzneimittelmarkt an der Wissenschaft vorbeigehen kann. Der entsprechende ELAWOX-Puder ist seit dem 1. September 2008 nicht mehr im Handel. Alle anderen Handelspräparate, mit Ausnahme natürlich der Wasserstoffperoxidlösung, wirken nicht oxidierend und daher auch nicht gegen Toxine.

GEBRAUCHSANWEISUNG

ELAWOX® M Puder

Medizinprodukt zur reinigenden Vorbehandlung von kleineren bis mittleren Wunden

1. Anwendungszweck

ELAWOX® M Puder absorbiert durch seine physikalischen Eigenschaften Exsudate nässender Wunden bzw. Wundrandbereiche, löst feuchte Verschorfungen und reinigt das vorbehandelte Areal durch Abtransport anhaftender Keime. Die Anwendung von ELAWOX® M Puder erfolgt in Vorbereitung einer konventionellen Wundreinigung und Feuchtwundbehandlung. Abgestorbenes Zellmaterial und überschüssiges Sekret werden entfernt, dadurch fördert ELAWOX® M Puder insbesondere bei nässenden und infizierten Wunden die Wundheilung.
Eine Ausschwemmung von gelöstem Wundschorf und von Bakterien aus der Behandlungsregion bei der anschließenden Wundreinigung wird somit optimal vorbereitet.

2. Anwendungsgebiete

ELAWOX® M Puder ist gebrauchsfertig anwendbar zur vorbereitenden Aufbereitung von nässenden oder feuchten verschorften Wundoberflächen vor einer ggf. antiseptischen Wundreinigung (z. B. durch Spülung) als Bestandteil der modernen Feuchtwundbehandlung. Das Produkt ist besonders für die Wundvorversorgung früher Stadien (1 bis 2) des Dekubitus (Wundsein nach längerer Bettlägerigkeit) oder Verbrennungswunden 1. Grades geeignet. Das Produkt ist für die Anwendung bei der professionellen Pflege von Kranken, Behinderten und Senioren sowie für den häuslichen Gebrauch bestimmt.

3. Nebenwirkungen

Bei der Anwendung kann es vorübergehend zu leichtem Brennen kommen.

4. Gewebeverträglichkeit

Es liegen keine Daten vor, die auf eine Gewebeunverträglichkeit bei zweckbestimmter Anwendung des Produkts schließen lassen.

5. Gegenanzeigen

ELAWOX® M Puder ist bei sekretarmen, trockenen und verschorften, oder bei chronisch infizierten Wunden nicht anzuwenden (kann ohne Wundflüssigkeit keine absorbierende Wirkung entfalten). Es sollte keine Anwendung bei mehr als handtellergroßen Wunden erfolgen. Eine Applikation von ELAWOX® M Puder in Körperhöhlen ist zu vermeiden, da hierbei Komplikationen (Embolien und Anaerobier-Infektionen) auftreten können.
Während der Anwendung des Produktes ist die bestreute Wundfläche nicht abzudecken.

Grundsätzlich keine bzw. keine fortgesetzte Anwendung bei infizierten Wunden mit gleichzeitig bestehenden allgemeinen Infektionszeichen.

ELAWOX® M Puder ist nicht anzuwenden als Antiseptikum für Haut oder Hautwunden.

6. Allgemeine Sicherheitshinweise

Das Produkt ist ausschließlich zur äußerlichen Anwendung bestimmt und darf nicht durch Einnahme, Injektion oder Infusion in den Körper gelangen.

Gegenmaßnahme bei versehentlicher Einnahme:
Bei versehentlichem Schlucken ist der Mund mit Wasser auszuspülen und reichlich Wasser nachzutrinken. Des Weiteren ist ärztlicher Rat einzuholen.

Achtung:
Nicht in Augennähe anwenden!

Gegenmaßnahme bei versehentlicher Anwendung in Augennähe:
Bei versehentlicher Anwendung in Augennähe ist das Auge mit reichlich klarem Wasser auszuspülen. Des Weiteren ist bei anhaltenden Beschwerden ärztlicher Rat einzuholen.

Achtung:
Kindern ist der Zugang zu diesem Medizinprodukt zu verwehren.
Sicher aufbewahren!

Original-Gebrauchsanleitung für das „Elawox®M Puder“

INFORMATION
für Ärzte und Apotheker

GERMED

ELAWOX
Hautwundpuder

Allgemeines

Nach wie vor besitzt das Wasserstoffperoxid therapeutische Bedeutung und steht im Elawox in gebundener Form in einer stabilen Zubereitung zur Verfügung.

Der Puder enthält 35 % Karbamidperoxid im Gemisch mit einer talkumfreien Pudergrundlage, die überwiegend aus Kartoffelstärke besteht.

Chemie

Karbamidperoxid = Harnstoffperoxidhydrat

$$H_2N\text{-}CO\text{-}NH_2 . H_2O_2$$

ist ein weißes, kristallines, geruchloses Pulver, das sich in Wasser sehr leicht löst.

Der Wirkstoff enthält etwa 36 % Wasserstoffperoxid, d. h. aus dem Puder können etwa 10 % Wasserstoffperoxid freigesetzt werden.

Der Wirkstoff ist durch das DAB 7 - DDR charakterisiert.

Pharmakologie

Nach Auftragen von Elawox auf Hautgebiete oder Wunden wird durch Körperwärme oder Feuchtigkeit (Schweiß, Wundsekret) aus Karbamidperoxid Wasserstoffperoxid freigesetzt. Wasserstoffperoxid durchdringt unzersetzt die Epidermis

Original-Beipackzettel für das „Elawox-Hautwundpuder"

und wird durch Hydroperoxidase in Wasser und Sauerstoff gespalten, wobei aus einem Gramm Elawox etwa 30 ml Sauerstoff entstehen. Die bei der Permeation von Wasserstoffperoxid durch die Haut auftretende weiße Verfärbung resultiert aus der Bildung eines Sauerstoffemphysems. Eine Ätzwirkung tritt nicht auf, damit auch keine Denaturierung von Eiweiß.

Der entwickelte Sauerstoff stellt den wirksamen Bestandteil von Elawox dar. Er wirkt intensiv antimikrobiell, besonders gegen Anaerobier und dermatopathogene Pilze (Dermatophyten, Hefen, Schimmelpilze). Auf entzündlichen Hautgebieten bzw. Wundarealen wird das vorhandene Sauerstoffdefizit beseitigt (antiphlogistischer Einfluß). Mikrobielle Gifte werden durch Oxydation inaktiviert (antitoxische Wirkung). Als Folge der antimikrobiellen Wirkung des Sauerstoffes und der oxydativen Zerstörung von Duftstoffen werden abnorme Gerüche beseitigt (Desodoration). In Gewebsdefekten, insbesondere torpider Art, wird durch die Sauerstoffanreicherung die Granulationsbildung angeregt und damit die Heilung gefördert. Im feuchten Wundmilieu erfolgt durch die plötzliche Freisetzung von Sauerstoff (Aufschäumen) eine mechanische Wundreinigung. Sauerstoff kann Körpergewebe gegenüber der Einwirkung ionisierender Strahlen sensibilisieren und aufgrund eines radiomimetischen Effekts zytostatisch wirken. Da Wasserstoffperoxid bei therapeutischer Anwendung in körpereigene Bestandteile (Wasser und Sauerstoff) abgebaut wird, ist eine Sensibilisierung der Haut bzw. des Organismus durch Elawox auszuschließen.

Klinik

Die Applikation von Elawox hat sich bei träge abheilenden Operationswunden, bei Nahtdehiszenzen, bei gangränösen bzw. bei traumatisch bedingten Gewebsdefekten (einschließlich Bißverletzungen) bewährt.

Bei traumatischen Affektionen kann Elawox u. a. zur Verhütung von Infektionen durch Anaerobier (Gasbrand, Tetanus) dienen. Elawox ist bei superinfizierten Wunden jeglicher Art zur Behebung von Wundinfektionen, auch bei Befall durch Pyozyaneus, und zur Beseitigung fötiden Wundgeruchs geeignet.

In der Dermatologie kann Elawox zur Behandlung von Dermatomykosen und ulzerativen Dermatosen einschließlich Ulcus cruris appliziert werden. Bei der radiologischen Behandlung von Hauttumoren kann u. U. die Strahlendosis bei gleichzeitiger Anwendung von Elawox infolge der radiomimetischen Wirkung des freien Sauerstoffs reduziert werden.

Indikationen

Chirurgie:

Gewebsdefekte, Geschwüre und Wunden jeglicher Art zur antimikrobiellen, desodorierenden, granulationsanregenden Einflußnahme.

Original-Beipackzettel für das „Elawox-Hautwundpuder"

Dermatologie:

Sekundär infizierte Ulcera cruris
Dermatomykosen (Aspergillosen, Candidamykosen, Favus, Mikrosporien, Trichophytien);
Pyodermien (Abszeß, Furunkel, Hidradenitis, Impetigo, Karbunkel).

Nebenwirkungen

Das Brennen beim Auftragen von Elawox beruht auf der Bildung eines Sauerstoffemphysems, das an der weißen Verfärbung der betroffenen Wundareale erkennbar ist.

Kontraindikationen

Keine großflächige Anwendung und keine Instillation in Körperhöhlen zur Vermeidung eines intensiven Sauerstoffemphysems mit konsekutiver Gasembolie. Keine Applikation in Augennähe.

Anwendungsweise und Dosierung

Im allgemeinen soll Elawox nur einmal am Tag appliziert werden, wobei die Applikation von Elawox zunächst unter ärztlicher Kontrolle erfolgen sollte, bis der betreffende Patient mit der Anwendungsweise hinreichend vertraut ist. Bei Gewebsdefekten, die Handtellergröße überschreiten, soll Elawox nur auf eng umschriebenen Arealen fraktioniert aufgetragen werden.

Zusätzliche Kompressions- bzw. Okklusivverbände sind unangebracht, da sie das Entweichen des Sauerstoffs behindern würden. Es darf keine gleichzeitige Verwendung von Jod erfolgen (Inkompatibilität). Der Kontakt mit dem Haupthaar sollte wegen der Bleichwirkung des Sauerstoffs vermieden werden.

Dauer der Haltbarkeit und Wirksamkeit

12 Monate

Handelsform	**Preis**	**Nomenklatur**
50 g Puder	2,35 M	A

Hersteller	**Kennziffer**
VEB Leipziger Arzneimittelwerk	A 13/05/361

Original-Beipackzettel für das „Elawox-Hautwundpuder"

Ähnliche Mechanismen greifen sehr wahrscheinlich auch bei anderen Infektionskrankheiten mit Toxinbildung, so bei der schon erwähnten lokalen Diphtheriebehandlung. Marchand beschreibt unter anderem die erfolgreiche Behandlung von Keuchhusten durch Peroxidspray, dessen Symptome vom Toxin des Bakteriums Bordetella pertussis herrühren. Man kann annehmen, dass beide Toxine inaktiviert werden.

Daher besteht eine hohe Wahrscheinlichkeit, dass – in Analogie zur frühen Cholerabehandlung – Einläufe mit niedrig konzentrierten Wasserstoffperoxidlösungen (unter ein Prozent) bei einer EHEC-Infektion im Anfangsstadium wirken, wenn noch keine Spätfolgen eingetreten sind. Es wäre eine ursächliche Therapie, mit der man sowohl gegen die Erreger als auch gegen die freigesetzten Toxine vorgehen könnte. Auch wurden bereits entsprechende Injektionen erwähnt, die sich in späteren Stadien noch als sinnvoll erweisen könnten. Potentiell wären ebenfalls die weiter unten erwähnten organischen Peroxide anwendbar.

Die jetzigen Therapien wirken eher verzweifelt, da neben der Elektrolytzufuhr mit Ausgleich des Flüssigkeitsdefizites keine Maßnahmen gegen den sich an die Darmwand heftenden Erreger getroffen werden können. Antibiotika können nicht gegeben werden, da sie die Ausscheidung der Bakterien verlängern und gleichzeitig den Krankheitsverlauf durch eine erhöhte Toxinbildung verschlimmern. Die Toxine zerstören die Darmwand und die Zellen der Blutgefäße besonders der Nieren und im Gehirn, was nach überstandenen Infektionen zu Dauerschäden führen kann. Auch scheiden Erwachsene bis zu 20 Tage und Kinder bis zu mehrere Monate nach Abklingen der Symptome noch Erreger aus, was weitere Infektionen nach sich ziehen kann. Durch die Einläufe könnten möglicherweise auch diese Dauerausscheidungen beendet werden.

Einsatz in der Zahnmedizin

Wie schon dargelegt wurde, wird Wasserstoffperoxid in niederen Konzentrationen seit über 100 Jahren intensiv in der Zahnmedizin als Desinfektionsmittel und zur Wundheilung verwendet. Interessant ist, dass die frühen amerikanischen Untersuchungen betonen, bei intensiver Anwendung könne auch durch Bakterien verursachte oberflächliche Karies bekämpft werden.

In den letzten Jahren wird das Harnstoffperhydrat auch zum Bleichen der Zähne benutzt, wobei hier bei der professionellen Arztmethode eine Konzentration von bis zu sechs Prozent an Wasserstoffperoxid, beim „Home-bleaching" zuhause dagegen höchstens etwa die Hälfte zur Anwendung kommt. In den 1960er Jahren wurden auch hochkonzentrierte Präparate zur Therapie eingeführt, die, meist als Streifen mit Harnstoffperhydrat, zehn Prozent Wasserstoffperoxid beinhalteten.

Wasserstoffperoxid wird in niederen Konzentrationen seit über 100 Jahren intensiv in der Zahnmedizin als Desinfektionsmittel und zur Wundheilung verwendet.

Bemerkenswert waren die Untersuchungen von H.-G. Schneider, der anregte, die hochprozentige Lösung als Diagnostikum für Abszesse der Mundschleimhaut zu nutzen. Er bezog sich auf Untersuchungen von Peter aus dem Jahr 1927, der schon erste entsprechende Versuche durchgeführt hatte. Die Kuppen der verborgenen Abszesse enthalten besonders viel Katalase, sodass diese Stellen im Mund nach Peroxidwirkung schnell durch den entstandenen Sauerstoff weiß werden. Durch diese Weißfärbung wird augenscheinlich, wo der Abszess mit Sicherheit durch das Skalpell eröffnet werden kann. Auf diesem Weg kann Wasserstoffperoxid als sicheres diagnostisches Hilfsmittel zur Markierung entzündlicher Infiltrate verwendet werden. Dieser Anfangsdiagnose kann dann nach der chirurgischen Eröffnung eine weitere Peroxidtherapie folgen, bis endgültig Abheilung eintritt.

Mit den hochkonzentrierten Präparaten wurden bereits Therapieerfolge an ganz verschiedenen Stellen im Mundraum erzielt: Man behandelte Entzündungen am Zahnfleisch bis hin zu solchen am Übergang zum Zahnhalteapparat (Paradontitis). Doch auch mit der dreiprozentigen Lösung, die heute schon viele Menschen zum Mundspülen verwenden, bildeten sich schmerzhafte Aphthen schnell zurück; nebenher konnten viele Operationen bei Paradontose verhindert werden. Es wurde zudem angenommen, dass – in Analogie zum vorherigen Kapitel – Bakterien in den Wurzelkanälen Toxine produzieren, die entsprechende Entzündungen erzeugen. Diese bakteriellen Gifte würden dann zusätzlich zur antibakteriellen Wirkung vom Peroxid inaktiviert.

Besonders erstaunlich waren die Effekte des Wasserstoffperoxids auf die verschiedenen Formen der Zahnfleischwucherung (Paradontopathia neoplastica). Diese kann auch bei Pharmaka, zum Beispiel manchen Blutdrucksenkern oder Mitteln gegen Epilepsie (Antiepileptika), als Nebenwirkung auftreten. Das zehnprozentige Peroxid führte zur Reduktion der Wucherungen. Bei 47,4 Prozent der Fälle wurden hervorragende Behandlungserfolge erzielt, in den meisten anderen Fällen gab es immerhin solide Verbesserungen. Der Behandlungserfolg war in hohem Maße von der Häufigkeit der Applikationen abhängig – durchschnittlich 12 bis 15 Sitzungen waren nötig, um die Zahnfleischreduktion zu erreichen.

H. Kotschke und Mitarbeiter verglichen diese Regulation des Zellwachstums mit den Erfolgen bei der Krebsbekämpfung, über die noch berichtet wird. Für die weitere Erörterung der Krebsbehandlung mit Wasserstoffperoxid müssen wir uns aber zunächst mit einer Theorie der Krebsentstehung beschäftigen, die heutzutage trotz ihrer Plausibilität noch immer ein Schattendasein führt.

Die Warburg-Hypothese als Voraussetzung für neue Krebstherapien

Die Rede ist von der Warburg-Hypothese des Tumorstoffwechsels, auf die hier näher eingegangen wird, weil sie die Grundlage für den Einsatz der Peroxide in der Krebstherapie liefert. Ihre Erörterung erscheint auch aus einem anderen Grund wichtig: In dem Buch von S. Mukherjee über Krebs, das heute in der allgemeinen Diskussion ist, wird sie leider mit keinem Wort erwähnt.

Otto Heinrich Warburg (1883-1970) war der Nestor der Biochemie und forschte vor allem in den sehr anspruchsvollen und grundlegenden Wissensgebieten der Photosynthese und des Atmungsstoffwechsels der Zellen. Er erhielt 1931 den Nobelpreis für Medizin und Physiologie für seine Arbeiten zur Zellatmung (Atmungsferment).

Nachdem er Chemie studiert und mit der Dissertation 1906 in Berlin abgeschlossen hatte, absolvierte er ein weiteres Studium der Medizin in Heidelberg. Der Titel seiner 2. Dissertation (1911) zeigte das Forschungsgebiet, das ihn das ganze Leben begleiten sollte, schon an: „Über die Oxydationen in lebenden Zellen nach Versuchen am Seeigelei".

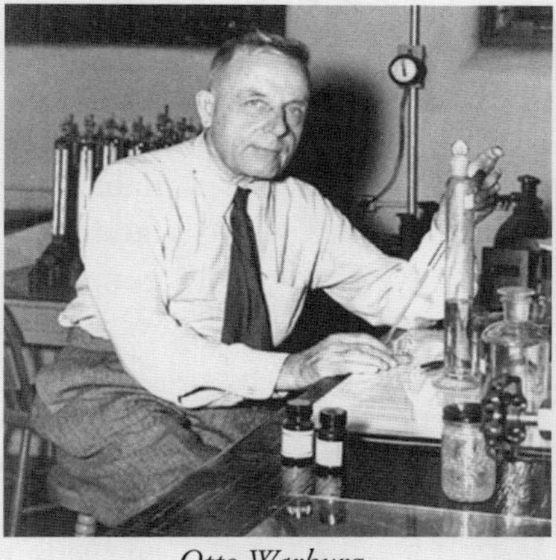

Otto Warburg

Ein sehr persönlicher Antrieb zur Erforschung der Zellatmung war seine lebenslängliche Angst vor Atemnot. Auch reizten die allgemein äußerst begrenzten Möglichkeiten, Krebs zu therapieren, seinen Forscherdrang und brachten ihn dazu, sich mit diesem Gebiet umfassend zu beschäftigen. Etwa ab 1922 begann er, den Stoffwechsel von gesunden und entarteten Zellen vergleichend zu untersuchen und stellte fundamentale Unterschiede fest. Bis 1931 publizierten er und seine Mitarbeiter über 20 Artikel zu dieser Problematik. Ihre Arbeiten zeigten, dass nicht nur sämtliche Steuerungsvorgänge des Körpers bei den Tumorzellen ausgefallen sind, was sich im ungebremsten Wachstum äußert, sondern sich auch in den Atmungsvorgängen fundamentale Unterschiede zwischen den Zelltypen finden.

Heute liest man oft, dass Warburg die unterschiedlichen Stoffwechselwege damals nicht hätte beweisen können und es sich nur um eine Hypothese handele. Das Gegenteil ist der Fall: Er wies neben Milchsäure ebenfalls Gärungsenzyme nach, die bei den Vorgängen entstehen. Warburg war der „Papst" des Nachweises und der Isolierung von Enzymen – deren erste großtechnische Herstellung nach 1945 in den USA wurde erst durch seine Arbeiten möglich.

Er führte viele Experimente am sogenannten „Ascites-Carcinom" durch. Diese Krebsart wächst in Form von Einzelzellen als Suspension in der Bauchhöhle und eignet sich durch diesen Wachstumstyp besonders für die Erforschung in Tierversuchen. Es wurde durch Paul Ehrlich (1854-1915), den „Begründer der Chemotherapie", eingeführt und daher später „Ehrlich-Karzinom" genannt. Ehrlich fand unter anderem, dass ein Tumor bei der Übertragung (Transplantation) aggressiver als zuvor wächst, was sich klinisch an den Metastasen widerspiegelt.

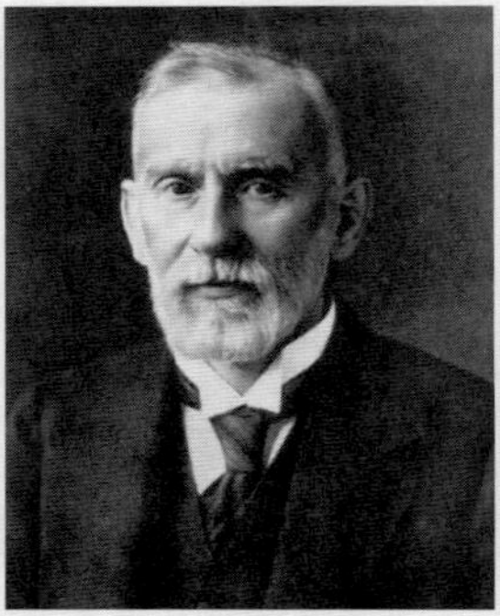

Paul Ehrlich

1924 formulierte dann Warburg seine Erkenntnisse, die heute als „Warburg-Hypothese" bekannt sind. Er hatte entdeckt, dass die Atmung und damit die Bereitstellung von Energie mit allen Prozessen der Zelle eng verbunden ist, besonders mit dem Zellwachstum. Beim Atmungsvorgang in der Zelle wird Glukose

(Traubenzucker) mit Sauerstoff oxidiert („verbrannt") und so Energie freigesetzt.

Seine Experimente an einem weiteren, transplantierbaren Krebs, dem „Flexner-Jobling"-Rattenkarzinom, zeigten, dass der Sauerstoffverbrauch dieser Zellen von dem normaler Zellen nicht unterscheidbar ist. Jedoch bildeten die Krebszellen aus der Glukose große Mengen an Milchsäure – ein Vorgang, der als Gärung bezeichnet wird –, und dies weitaus schneller als alle Drüsen, einschließlich der Leber. Somit waren zwischen normalen und gesunden Zellen hinsichtlich der Stärke der Gärung beträchtliche Unterschiede nachgewiesen worden. Darin sah Warburg schon die Möglichkeit, eine Tumorbekämpfung über die Beeinflussung des differenten Stoffwechsels durchzuführen.

Seine Forschung wurde gefördert, besonders vom „Reichsausschuss für Krebsbekämpfung", der 1929 in Deutschland gegründet wurde und dem viele Prominente angehörten. Auch die Rockefeller-Foundation aus den USA unterstützte Warburg schon zeitig, wie aus einer Danksagung in seinem grundlegendem Artikel von 1924 „Über den Stoffwechsel der Carcinomzelle" hervorgeht: „Zur Ausführung dieser Arbeit hat uns die Rockefeller-Foundation große Mittel zur Verfügung gestellt". Durch die Verleihung des Nobelpreises 1931 in Medizin und Physiologie konnte Warburg für sein eigenes Institut in Berlin-Dahlem weitere Forschungsmittel generieren.

Bereits 1923 hatte Warburg den beeindruckenden Fakt entdeckt, dass ein Tumor über die Gärung pro Tag sein Eigengewicht an Glukose verbraucht, was zur Auszehrung schwer krebskranker Menschen führt. Er träumte schon in dieser Zeit von der therapeutischen Möglichkeit, den Tumor auszuhungern, ohne jedoch je ein entsprechendes Mittel gefunden zu haben.

Heute weiß man, vereinfacht ausgedrückt, dass die normale Zelle Energie gewinnt, indem sie zuerst aus Glukose die chemische Verbindung Pyruvat gewinnt. Dieses Zwischenprodukt geht dann eine Abfolge chemischer

Reaktionen ein, bei der es unter Sauerstoffaufnahme zum Abbau kommt und viel Energie freigesetzt wird. Es muss jedoch ausreichend Sauerstoff vorhanden sein. Fehlt dieser, läuft ein anderes Programm ab. Pyruvat wird dann zum Laktat (Salz der Milchsäure). Bei dieser „anaeroben Glykolyse" – oder eben Gärung – gewinnt die Zelle verhältnismäßig wenig Energie. Daher muss erheblich mehr Glukose verarbeitet werden, was den großen Verbrauch der Krebszellen erklärt. Und aus diesem Grund fand Warburg auch die Anhäufung von Milchsäure als Stoffwechselprodukt.

Heute diskutiert man, ob diese Gärung bei verschiedenen Krebsarten unterschiedlich stark ist. So sollen das sehr aggressive Hautmelanom („schwarzer Hautkrebs") und Hirntumoren (Gliome) mit ähnlich schlechter Prognose eine besonders starke Gärung zeigen.

Die Gärung läuft in den Mitochondrien, den Kraftwerken der Zellen, ab – genau wie die normale Zellatmung, bei der Sauerstoff verbraucht wird. Die Tatsache, dass Krebszellen unter Sauerstoffausschluss Energie gewinnen, führt uns zurück zum Peroxidthema, wobei uns die bereits erwähnten „Therapiewellen" in der Medizin wiederbegegnen.

Als in den 1950er und 1960er Jahren erfolgreiche Therapien mit Peroxiden in Frankreich und Deutschland durchgeführt wurden, von denen noch die Rede sein wird, nannten die Arbeitsgruppen die Warburg-Hypothese als Ausgangspunkt, da sie, sehr vereinfacht gesagt, zusätzlichen Sauerstoff in die Zellen einbrachten.

Durch die Euphorie über die Erforschung der Gene mit der Sequenzierung der DNA traten vor 20, 30 Jahren die Gesichtspunkte des Tumorstoffwechsels völlig in den Hintergrund. Man meinte, dass durch eine gezielte Beeinflussung im Sinne eines Aus- und Einschaltens von Genen das Krebswachstum beeinflusst oder gar verhindert werden kann. Doch diese Euphorie verflüchtigte sich bekanntermaßen und war eigentlich von Anfang an durch die Komplexität der Vorgänge weit weniger begründet als diejenige nach der Entdeckung der Antibiotika.

Seit etwa 2008 hört man wieder vermehrt Stimmen, die dem Tumorstoffwechsel eine bedeutendere Rolle zumessen. Man hat offenbar erkannt, dass der Stoffwechsel weitaus besser zu beeinflussen ist als die Erbinformation. Im Rahmen dahingehender Untersuchungen wurde herausgefunden, dass der besondere Zuckerabbau (Gärung) von Darmkrebszellen gehemmt werden kann – und ist er einmal gehemmt, hört, ganz im Einklang mit der Warburg-Hypothese, auch das Wachstum auf.

Willkommen in der schönen neuen, alten Welt.

Neue Krebsanwendungen als unabhängige Wiederentdeckung von deutscher Forschung

Noch vor der Entdeckung des differenten Stoffwechsels von Tumorzellen durch Warburg hatte der bekannte deutsche Röntgenologe Hermann Holthusen (1886-1971) bereits 1921 festgestellt, dass bei Sauerstoffmangel (Hypoxie) Tumoren eine verringerte bis gar keine Strahlenempfindlichkeit aufweisen. In Laborversuchen konnte gezeigt werden, dass sich diese geringe Empfindlichkeit durch Sauerstoffzufuhr erhöhen ließ. Mukherjee beschreibt eindrucksvoll, wie in den 1960er Jahren die Patienten in Behandlungskammern bei der Bestrahlung von Sauerstoff umströmt wurden. Andere Therapeuten benutzten eine lokale Anreicherung von Sauerstoff, um die Erfolge der Bestrahlung zu verbessern (lokale Sauerstoffinsufflation).

Die Probleme bei diesen Methoden waren die begrenzte Kapazität der roten Blutkörperchen zur Sauerstoffaufnahme bei den Atemverfahren und die fehlende Aufnahme des lokal applizierten Gases in den Tumor selbst.

Hier setzte die Forschung um die Arbeitsgruppe von R. Ludewig an. Ausgehend von den vorherigen Erkenntnissen zur Tiefenwirkung des Wasserstoffperoxids bei einfachem Aufbringen auf die Haut und dessen späterer Zersetzung wurde es zur lokalen Sauerstoffeinlagerung in Tumoren vor der Bestrahlung mit überwältigendem Erfolg eingesetzt. Zunächst beschrieben W. Höfs und Ludewig (1959) entsprechende Tierversuche:

> „Zur methodischen Vereinfachung einer strahlensparenden Sauerstoff-Röntgentherapie menschlicher Hauttumoren wurde anstelle der lokalen Sauerstoffinsufflation (v. Saal und Dalicho) die epikutane Applikation von H_2O_2-Salbe ins Auge gefaßt. Am Kaninchenohr ließ sich zeigen, daß der an normaler tierischer Haut nur geringe gewebsdestruierende Effekt fraktionierter weicher Röntgendosen (fraktionierte Nahbestrahlung (Chaoul), GD 9000 r, ED 500 r) durch jeweilige Vorbehandlung der Haut mit H_2O_2-Salbe bis zur Gewebsnekrose gesteigert werden kann. Eine durch Hypoxie erhöhte Strahlentoleranz des Gewebes wird durch die H_2O_2-Salbe aufgehoben. Damit scheinen die Voraussetzungen gegeben, diese einfache Form der Sauerstoffbeschickung der Haut unter anderem auch zur Herabsetzung der Röntgendosen bei Hauttumoren therapeutisch zu nutzen."

Höfs (1959) berichtete dann über die ausgezeichneten Heilerfolge mit der kombinierten Sauerstoff-Röntgentherapie an 42 Patienten mit der Diagnose Basaliom.

Zunächst wurde eine 20-prozentige Wasserstoffperoxid-Salbe auf das erkrankte Hautgewebe aufgebracht. Nachdem diese kurz eingewirkt hatte, erfolgte die Röntgenbestrahlung. Auf diese Weise konnte die degenerative Reaktion zur Beseitigung der Basaliome bereits mit 50 bis 70 Prozent der sonst hierzu erforderlichen Gesamtdosis erzielt werden.

W. Wehner fasste die Gesamtergebnisse beim Peroxidsymposium 1967 folgendermaßen zusammen (Brandt, S. 26):

„Chirurg, Dermatologe und Röntgenologe befassen sich mit der Behandlung *bösartiger Hautgeschwulste.* Hierbei fußt der Gedanke an eine kombinierte Sauerstoff-Röntgentherapie auf klinischen Beobachtungen, experimentellen Untersuchungen und daraus abgeleiteten Vorstellungen über eine primäre Schädigung der Zellatmung als Krebsursache im Sinne Warburgs sowie auf die Abhängigkeit strahlenbiologischer Reaktionen von Durchblutung, Wasser- und Sauerstoffgehalt des Gewebes. Höfs und Ludewig wiesen bereits 1959 tierexperimentell nach, daß die durch Hypoxie erhöhte Strahlentoleranz von Geweben durch Wasserstoffperoxidsalbe aufgehoben wird. Epikutane Sauerstofftherapie kann somit zur Steigerung der Röntgenstrahlenempfindlichkeit bösartiger Hauttumoren beitragen (Gartmann und Höfs)."

Der Autor betont hier die Rolle der Durchblutung, die ebenfalls vom Peroxid erheblich gesteigert wird. In diesem Zusammenhang lohnt auch zu betrachten, welche Wirkungen das Wasserstoffperoxid im Tierversuch selbst hatte.

Gleichfalls in den 1950er Jahren hatte R. Holman Ratten, denen er das Walker-756-Adenokarzinom eingepflanzt hatte, behandelt, indem er ihr Trinkwasser durch eine 0,45-prozentige Wasserstoffperoxidlösung ersetzte. Nach 15 bis 60 Tagen verschwanden die Tumoren vollständig.

W. Wirth berichtete 1982 über Versuche mit dem Ehrlich-Karzinom an Mäusen, denen ebenfalls Peroxid in das Trinkwasser gegeben wurde. Die Sterblichkeit sank und das Wachstum des Tumors verzögerte sich – er wurde erst später als gewöhnlich ertastbar.

Beide Versuche zeigen, im Einklang mit den alten amerikanischen Beobachtungen, eine eigene Wirkung des Peroxids ohne Strahlung an; die kombinierte Wirkung lässt sich nicht bloß auf die Sauerstoffanreicherung zurückführen. Damit stimmen auch neue Ergebnisse aus Japan überein, die eine Alterung von Krebszellen nach Einwirkung sehr verdünnter Peroxidlösungen beschreiben (Yoshizaki et al., 2009).

Da viele Zytostatika zur Krebsbehandlung im Tierversuch selbst Krebs verursachen, sind entsprechende Versuche mit Wasserstoffperoxid sehr interessant – so etwa auch mit Fischer-344-Ratten. Diese speziellen Albinoratten sind durch Inzucht genetisch identisch und haben daher gleichartige Stoffwechselfunktionen, was statistisch relevante Ergebnisse bei der Applikation von Pharmaka gewährleistet. Nach dem Zusatz von 60 bis 120 mg Wasserstoffperoxid in das Trinkwasser pro Ratte und Tag über zwei Jahre konnte keine Erhöhung der Krebsrate oder eine verkürzte Lebenszeit beobachtet werden.

Es ist nicht nur nüchtern betrachtet eine Schande für die deutsche Krebsforschung und -therapie, dass die vielen tausend hochqualifizierten Mitarbeiter es in 50 Jahren nicht geschafft haben, diese sehr einfache Anwendung in eine allgemeine Klinikmaßnahme zu überführen. Noch viel schlimmer ist, dass letztlich viele tausend Patienten unnötigerweise an den sonst teilweise vollkommen resistenten Tumoren (siehe unten) unter Qualen gestorben sind. Hier lassen sich die gleichen Gründe anführen, die schon an anderer Stelle benannt worden sind. Stattdessen gab es Zeiten, in denen immer höhere Strahlungsdosen den Durchbruch bringen sollten. Erinnert sei nur an die entsprechenden Skandale aus dem Klinikum Hamburg-Eppendorf vor einigen Jahren.

Besonders peinlich für die deutsche Forschungslandschaft ist, dass jetzt, 50 Jahre später, das gleiche Verfahren völlig separat und ohne Kenntnis der frühen Erfahrungen wiederentdeckt und beachtlich erweitert wurde – nämlich in Japan.

Die Arbeitsgruppe um Yasuro Ogawa der Kochi-Universität hat seit 2002 in Laborversuchen Krebszellen verschiedener strahlenresistenter Tumoren mit schwacher Wasserstoffperoxidlösung behandelt. Sie fanden bei den Versuchen, dass nach der Behandlung die Zellen mit der Strahlung abgetötet werden konnten.

Über die erfolgreichen klinischen Versuche wurde ab 2007 berichtet. Aus allen Ausführungen wird deutlich, dass die deutschen Resultate aus den 1960er Jahren den Japanern völlig unbekannt sind. Auch sind ihnen die speziellen Eigenschaften des Peroxids hinsichtlich des Eindringungsvermögens nicht geläufig und ihre Arbeitsgruppe glaubt, dass höherprozentige Lösungen auf der Haut ätzend wirken. Glücklicherweise reichte durch die Tiefenwirkung des Peroxids schon eine dreiprozentige Lösung aus, um in die Tumoren einzudringen und dann ausreichend in Sauerstoff und Wasser zu zerfallen. Dazu wurde sie in getränkter Gaze mehrere Minuten sanft in die Hautläsion einmassiert und anschließend mit einem Linearbeschleuniger nur schwach bestrahlt.

Die Methode wurde KORTUC 1 („Kochi Oxydol-Radiation Therapy for Unresectable Carcinomas", Kochi Peroxid-Bestrahlungstherapie für nicht operable Karzinome) genannt und gilt als hocheffektive Strahlungssensibilisierungsmethode. In der Anwendung gehen die japanischen Therapien weit über die deutschen hinaus. Jetzt scheint es, dass der große Forschungsaufwand zu einer weltweiten neuen und dabei sehr einfachen Therapie führt, die überall angewendet werden kann.

Mit dieser neuen Therapie wurden vor allem bei Krebsarten hervorragende Erfolge erzielt, die sonst weitgehend strahlungsresistent sind.

Mit dieser neuen Therapie wurden vor allem bei den Krebsarten hervorragende Erfolge erzielt, die sonst weitgehend strahlenresistent sind, zumindest bei niederen Dosierungen, die wenige Nebenwirkungen hervorrufen. Man behandelte Krankheitsbilder sehr erfolgreich, die durch ihre Größe nicht mehr operabel waren und auch als besonders bösartig gelten – wie das Melanom. Außerdem wurden sonst völlig resistente Tumoren und Hautmetastasen zugänglich, wie der lokal wachsende Brustkrebs mit fortgeschrittener Größe.

Die Therapien werden dreimal pro Woche durchgeführt, wobei jeweils nach Einwirken der Peroxidlösung die exakte Stelle mit Elektronen aus einem Niedrigenergie-Linearbeschleuniger beschossen wird.

Ein Praxisbeispiel: Bei einem 73-jährigen Mann wurde erfolgreich ein großes Melanom mit acht Zentimetern Länge (!) am rechten Bein behandelt, das nicht mehr operabel war. Vor der Anwendung der neuen Methode war die Geschwulst völlig erfolglos bestrahlt worden. Dann wurde vier Wochen lang dreimal pro Woche mit der Peroxidmethode behandelt. Nach zwei Wochen war der Tumor schon auf fünf Zentimeter geschrumpft, drei Monate nach dem Ende der Behandlung war der frühere Tumor völlig beseitigt und die Haut abgeheilt. Es konnten nur milde Nebenwirkungen beobachtet werden, die als schnell abklingende Hautentzündungen nur wenig störten.

Die japanischen Autoren sehen zwei Wirkmechanismen des Peroxids bei den Tumoren, die zur Sensibilisierung führen:

Erstens gibt es bei allen Tumoren immer Zellen, in denen Hypoxie herrscht und damit Resistenz gegen Strahlung besteht. Diese wird sofort beseitigt.

Zweitens enthalten Tumoren oft große Mengen der Enzyme Katalase und verschiedener Peroxidasen, die die Wirkung der Strahlung verringern, da diese auf der Bildung freier Radikale beruht, die abgefangen werden. Groteskerweise wird Wasserstoffperoxid in verdünntem Zustand von der Katalase zersetzt; konzentriert hemmt es diese Enzyme jedoch sofort. Es ist die einzige Substanz mit diesem doppelten Wirkungsspektrum.

Die japanischen Autoren sagen der neuen Methode, die leicht und billig bei wenigen Nebenwirkungen ist, eine schnelle weltweite Verbreitung voraus.

Zusätzlich zur Anwendung des lokal applizierten Peroxids bei Tumoren auf der Haut entwickelten die japanischen Forscher eine weitere Modifikation, die völlig neue Behandlungsmöglichkeiten eröffnet und einen weiteren, echten Durchbruch darstellt.

Diese Methode, KORTUC 2 genannt, ermöglicht durch eine Wasserstoffperoxidinjektion unter Ultraschallkontrolle direkt in den inneren Tumor eine Sensibilisierung gegen Strahlung, wodurch eine Vielzahl von Krankheiten bekämpft werden kann. Zusätzlich müsse laut Autoren zu der Peroxidlösung noch das Natriumsalz der Hyaluronsäure hinzugemischt werden, das in der Medizin schon vielseitig zur Anwendung kommt. So dient es injiziert gegen Kniebeschwerden bei Arthrose, als Tränenersatz bei „trockenen Augen“ sowie zur Behandlung von Falten und zum Aufspritzen von Lippen in der Schönheitschirurgie. Das Salz soll die Lösung nur viskoser machen; die Autoren erhoffen sich dadurch eine höhere Beständigkeit des Peroxids mit einem größeren Depot an gebildetem Sauerstoff im Gewebe. Allerdings kann das Peroxid mit dem Salz erst kurz vor der Anwendung vermischt werden, da sonst Zersetzungen eintreten. Sicher ließe sich hier auch ein wenig Glycerin anstelle des Salzes verwenden, vielleicht zusammen mit dem Harnstoffperhydrat in Wasser. Schon in den amerikanischen Untersuchungen vor über 100 Jahren war festgestellt worden, dass die Glycerin-Wasserstoffperoxid-Mischung (ohne Harnstoff) mindestens drei Tage haltbar ist.

Bei KORTUC 2 wird eine 0,5-prozentige Peroxidlösung zur Injektion eingesetzt, die noch 0,83 Prozent des Salzes enthält. Dabei werden höchstens sechs Milliliter Lösung injiziert, meist drei bis sechs Milliliter, je nach Tumorgröße. Die sichere Injektion führt zu einem Sauerstoffdepot, das mehr als 24 Stunden anhält. Die Anwendung beginnt in der 2. Woche der Bestrahlung, damit vorher beim Einspritzen keine Zellen gelöst und durch kleine Blutgefäße verschleppt werden. Behandelt wird dann zweimal pro Woche.

Die japanischen Autoren berichteten 2009 über die Anwendung der Methode vor allem bei Brustkrebs im lokal fortgeschrittenen Stadium. Die Patientinnen hatten aus verschiedenen Gründen keine Einwilligung zur Operation gegeben oder konnten aus medizinischen Gründen nicht operiert werden.

Beispielsweise wurde eine 78-jährige Frau behandelt, die wegen einer schweren Herzkrankheit und Allergie nur auf diese Weise therapiert werden konnte. 14 Monate nach Abschluss der Behandlung waren bei dieser

Frau keine Anzeichen der Krankheit mehr vorhanden. Gleiches gilt für eine 79-Jährige mit beiderseitigem Brustkrebs, die nach 12 Monaten frei von Symptomen war. Weitere Fälle im Alter von 59, 63 und 79 Jahren waren ebenfalls nach zehn bis elf Monaten gesund und wiesen auch keine Metastasen auf. In einem anderen Fall wurde die Metastase eines Brustkrebses zum Verschwinden gebracht, die sich als sehr großer Tumor am Arm gezeigt hatte und gegen die übliche Chemotherapie völlig resistent gewesen war. Schließlich wurden auch Sarkome (Weichteilkrebs, der vom Stützgewebe ausgeht) ähnlich erfolgreich behandelt.

Als Nebenwirkungen wurden in allen Fällen nur milde Schmerzen an der Einstichstelle kurz nach der Injektion angemerkt, die schnell abklangen. Die ebenfalls nur schwache Dermatitis war identisch mit der nach der üblichen Bestrahlung ohne Peroxid.

Die Ergebnisse waren überragend positiv. Sie zeigten uniform ein komplettes Verschwinden der Tumoren.

2010 berichteten die japanischen Autoren über die Behandlung von 17 Patientinnen im Alter von 43 bis 67 Jahren mit lokal noch weiter entwickeltem Brustkrebs als bereits beschrieben. Hier wurde neben der Peroxid-Bestrahlungsmethode auch noch die übliche Chemotherapie angewendet. Alle Patientinnen hatten vorher eine Operation abgelehnt.

Die Ergebnisse waren überragend positiv. Sie zeigten uniform ein komplettes Verschwinden der Tumoren, das durch verschiedene Analysetechniken über Monate hinweg bestätigt werden konnte.

Die Autoren zogen den Schluss, dass diese kombinierte Methode ein starkes Potential hat, in der Zukunft die chirurgische Therapie des fortgeschrittenen lokalen Brustkrebses abzulösen. Die Resultate der weiteren Therapie und die Langzeitbeobachtungen müssten dann mit denen des etablierten chirurgischen Verfahrens verglichen werden.

Im Jahr 2011 berichteten die gleichen Arbeitsgruppen über die Ausweitung der Methode. Dabei wurden an 52 Patienten im Alter von 36 bis 96 Jahren ausnahmslos besonders schwere Krankheitsbilder behandelt. Alle

Patienten litten unter sehr großen Tumoren beziehungsweise solchen, die aggressiv wieder und wieder zurückkehrten.

Von diesen sehr schweren Fällen überlebten nach der Therapie 73,9 Prozent ein Jahr und 50 Prozent zwei Jahre, wobei die Todesfälle großenteils auf unbeeinflussbare Komplikationen (Metastasen) an inneren Organen zurückgingen. Die Therapie führte zu Beginn bei 57 Prozent der Patienten zum sofortigen Erfolg (Verschwinden der Tumoren), bei 26 Prozent schlug die Behandlung teilweise an und führte zur beträchtlichen Reduktion der Größe der Geschwulst. Hier einige Beispiele:

1. Bei einer 96-jährigen Frau wurde über vier Wochen ein mehrere Zentimeter großes Melanom im Gesicht behandelt. Vor den Bestrahlungen wurden jeweils drei Milliliter der Peroxidlösung injiziert. Bei einer Untersuchung nach sechs Monaten waren keine Krebszellen mehr nachweisbar, was auch durch eine Gewebeentnahme bestätigt werden konnte.

2. Bei einem 70-jährigen Mann wurde mit derselben Methode die mehr als zehn Zentimeter lange Metastase eines Nierenkrebses am Arm behandelt. Die Nachuntersuchung nach sechs Monaten zeigte ebenfalls eine komplette Abheilung ohne Vorhandensein von Krebszellen.

3. Ein 74-jähriger Mann hatte im Gesicht einen großen Tumor mit einem Durchmesser von mehr als zehn Zentimetern. Nach der Behandlung war er um mehr als 90 Prozent geschrumpft, aber im Sinne einer kompletten Heilung noch nicht völlig beseitigt.

Auch Prostatakrebs wurde mit der gezielten Therapie schon erfolgreich behandelt.

Die japanischen Autoren fassen die Ergebnisse folgendermaßen zusammen:

> „KORTUC 2 ist eine neue Form der Therapie, die einen Strahlensensibilisator benutzt, der aus Wasserstoffperoxid

und dem Natriumsalz der Hyaluronsäure besteht und unter Ultraschallbeobachtung injiziert wird. Die Behandlung wird gut toleriert, mit einem Minimum an Beschwerden, wie etwa lokaler Schmerz an der Injektionsstelle. Die Methode zielt auf überschüssige Peroxidasen und Katalase in den Tumorzellen ab, genau wie auf infiltrierte Granulozyten und kontaminierte rote Blutzellen im Tumorgewebe.

Die Methode ist auf nahezu jeden Typ strahlungsresistenter Tumoren anwendbar.

Die Methode ist auf nahezu jeden Typ strahlungsresistenter Tumoren anwendbar.

Bei der Injektion des Mittels ist es essentiell, nicht in die Blutgefäße zu spritzen, und per Ultraschall oder Computertomografie zu prüfen, ob der Sauerstoff sich überall im Tumorgewebe verteilt hat.

Weil dieser Strahlensensibilisator sicher und billig ist, kann er bei nahezu jedem Typ von Tumoren, die gegen Bestrahlungen niederer Energie resistent sind, angewendet werden; er hat das Potential für eine weltweite und unmittelbare Anwendung."

Zu ergänzen wäre noch, dass hier das wichtige Potential ruht, schon kleinere Tumoren effektiv und sicher zu bekämpfen, damit die in den Artikeln beschriebenen Größen gar nicht erst auftreten können.

In vielen Fällen sind sicher die hochkonzentrierten Präparate mit 10- bis 20-prozentigem Peroxid auf der Haut vorteilhaft anwendbar, deren Tiefenwirkung ebenfalls mittels Ultraschall getestet werden kann. Das könnte bei manchen nur wenig tiefliegenden Tumoren durch die ausgezeichnete Tiefenwirkung schon ausreichen und somit auf die Injektion verzichtet werden. Auch hier erscheint die lokale Anwendung des Harnstoffperhydrats, zum Beispiel in der gleichen Masse Glycerin in Gramm, entsprechend etwa 18 Prozent wirksames Wasserstoffperoxid, sehr vielversprechend.

Es bleibt die spannende Frage, wann diese überwältigend effektive und einfache Methode wieder nach Deutschland zurückfinden wird.

Natürlich gebildetes Wasserstoffperoxid im menschlichen Körper – ein Signal- und Abwehrstoff

Der US-amerikanische Biologe Denham Harman stellte 1956 eine Theorie auf, laut der Sauerstoffverbindungen eine wichtige Rolle beim Alterungsprozess spielen („Theorie der freien Radikale beim Altern“). Demnach bewirke Sauerstoff mit seinen beiden reaktiven Außenelektronen („Diradikal“) neben seiner Bindung an Hämoglobin im Atmungsprozess vielseitige Zusatzreaktionen. Analog dem Ranzigwerden von Ölen und Fetten – ein Prozess, bei dem zuerst Peroxide entstehen –, sollen im Körper Reaktionen ablaufen, über die eine Vielzahl von Proteinen und Lipiden (Fetten) oxidativ verändert werden. Auch die DNA könne davon betroffen werden. Diese „Fehler“ in der Biochemie sollen dann ernste Erkrankungen wie Krebs, Alzheimer, Arteriosklerose oder Diabetes begünstigen.

Zuerst wurde die Theorie kaum angenommen, später jedoch immer beliebter. Antioxidantien wie Vitamine und andere Radikalfänger sollten die reaktiven Radikale abfangen, bevor sie Schäden anrichten. Eigentlich wurden hier reine Laborversuche, bei denen chemische Strukturen und diverse Reaktionsprozesse betrachtet wurden, völlig unkritisch auf die unheimlich komplexe Biochemie übertragen. Im Rahmen meiner Untersuchungen der Zersetzung organischer Peroxide habe ich solche

Abfangversuche im Labor ebenfalls erfolgreich durchgeführt. Nur wird hier eben eine Substanz zersetzt und die Radikale werden gezielt von einem Stoff abgefangen. Das lässt sich überhaupt nicht auf den lebenden Organismus übertragen.

Durch die Harman-Theorie wurde letztlich die Erforschung des Wasserstoffperoxids und seiner Reaktionen erheblich verzögert. Auch die Zufuhr von außen als Therapeutikum war dadurch sicher bei manchen Forscher in Misskredit geraten. Dabei zerfallen die Peroxide vor allem beim Erhitzen in Radikale, und sonst nur bei wenigen Reaktionen bei Körpertemperatur, etwa, wenn diverse Metallsalze wie Eisen2+-Salze anwesend sind. Sonst treten ionische Reaktionen ein, die nicht mit den beschriebenen, schematischen Altersreaktionen in Verbindung gebracht werden können.

Bezüglich Mensch und Tier wird die bedeutende Rolle des Wasserstoffperoxids als innerzelluläres Signal inzwischen allgemein anerkannt.

Heute sind die Antioxidantien nicht mehr die „guten“ Abfangstoffe und man weiß, dass das Wasserstoffperoxid im Körper selbst gebildet wird und als Signal- und Abwehrstoff in vielfältige Rollen schlüpft. Früher dachte man, dass das Peroxid, welches bei der Oxidation von Zuckern als Nebenprodukt entsteht, sofort entgiftet wird, damit es, ganz im Sinne der Harman-Theorie, keinen Schaden anrichten kann.

In neuerer Zeit ist ein völlig anderes Verständnis für die wichtige Rolle des natürlich gebildeten Wasserstoffperoxids gewachsen, auch wenn der Komplex entgegen mancher Verlautbarung noch nicht umfassend erforscht worden ist. Heute weiß man, dass das Peroxid selbst in der pflanzlichen Biochemie die Rolle eines Signalmoleküls zur Abwehr von schädlichen Mikroorganismen spielt.

Bezüglich Mensch und Tier wird die bedeutende Rolle des Wasserstoffperoxids als innerzelluläres Signal inzwischen allgemein anerkannt. Es spielt eine wichtige Rolle in den chemischen Reaktionen des Kalziumstoffwechsels, bei Reaktionen an Proteinen (Anlagerung von Phosphorverbindungen – „Phosphorylierung“) und bei der Aktivierung von einzelnen Genen. Wasserstoffperoxid ist das Abwehrmittel der neutrophilen Granulozyten, der wichtigsten Untergruppe der Leukozyten (weiße Blutkörperchen) im System der Abwehr von Mikroorganismen. Auch produzieren die menschlichen Eizellen nach der Befruchtung kurzzeitig das Peroxid, um andere Spermien abzutöten.

Die allgemeine Theorie der freien Radikale als Noxen für den Organismus wird auch dadurch negiert, dass sie notwendig sind, um die Mitochondrien zu aktivieren („Mitohormesis"). Dadurch erhalten diese sogar eine erhöhte Abwehrkapazität gegen freie Radikale. Antioxidantien verhindern dagegen Laborversuchen zufolge die Mitohormesis.

Besonders interessant sind neue Erkenntnisse zum Wechselverhältnis von Wasserstoffperoxid in der Immunabwehr (Niethammer et al., 2009), die zusätzlich auch manchen Therapieerfolg erklären könnten. Als Studienobjekt diente der oft verwendete Zebrafisch, die Erkenntnisse lassen sich aber auch auf den Menschen übertragen.

Bisher glaubte man, dass beim Auftreten einer Wunde die Abwehrzellen gerufen werden und erst anschließend das Wasserstoffperoxid produziert wird, um Mikroorganismen abzuwehren und gleichzeitig die Wundheilung zu fördern. Jetzt fand man heraus, dass es genau andersherum ist.

Nach einer Hautverletzung beginnt das Gewebe rund um die Wunde binnen weniger Minuten, Wasserstoffperoxid zu produzieren. Es wirkt wie ein Alarmsignal und lockt die weißen Blutkörperchen an. Diese wandern dorthin, wo die Peroxidkonzentration am höchsten ist. Beim Modell des Zebrafisches erschien das Wasserstoffperoxid bereits nach drei Minuten in der Wunde, die Leukozyten dagegen trafen erst viel später ein. Hemmte man im Versuch die Peroxidbildung, erschienen auch keine Blutkörperchen in der Wunde. Das beweist, dass dieses Signal nötig ist, um die Wanderung in Gang zu setzen.

Vielleicht wirken kleine Mengen des Wasserstoffperoxids, das von außen zugefügt wird, ebenfalls als Alarmsignal und daher immunstimulierend auf den Organismus.

Weitere, sehr bemerkenswerte Erkenntnisse zur Bildung von Wasserstoffperoxid stammen ebenfalls aus den letzten Jahren. Im Mittelpunkt stand dabei Vitamin C (Ascorbinsäure), das gewöhnlich als klassisches Antioxidans angesehen wird.

Kang und Mitarbeiter beschrieben 2003, dass hohe Dosen manche Krebszellen hemmen konnten. Besonders empfindlich waren laut ihrer Studie Zellen vom Melanom. Im Jahre 2008 erbrachten dann Chen et al. überraschenderweise den Nachweis, dass sich, wenn sehr große Mengen Vitamin C über die Vene injiziert werden, Wasserstoffperoxid bildet, das für die krebshemmenden Eigenschaften verantwortlich zeichnet. Das Vitamin C wirkt also nicht selbst und wird lediglich als Vorstufe („Prodrug“) zum Wirkstoff abgebaut. Im Mäuseversuch konnten zudem viele verschiedene Krebsarten abgetötet werden (Chen et al.). Bei Infusionen beim Menschen wurden 15 g bis 200 g Vitamin C zugeführt und erzeugten ebenfalls Hemmeffekte. Die Autoren meinen zwar, dass eine orale Zufuhr dazu nicht ausreichen würde, doch fühlt man sich sofort an die Erkenntnisse des doppelten Nobelpreisträgers Linus Pauling (1901-1994) erinnert. Pauling verabreichte hohe Dosen der Ascorbinsäure gegen vielerlei Beschwerden und propagierte diese zur Stärkung des Immunsystems, so auch gegen Schnupfen und Krebs. Er empfahl 18 g Vitamin C pro Tag, meist oral eingenommen.

Chen et al. betonen, dass nur Krebszellen und keine normalen Zellen abgetötet würden und wiesen das Peroxid direkt nach. Auch erwähnen sie eine mögliche Therapie von Infektionskrankheiten.

Die sonst sehr verdienstvollen Artikel werfen wieder die übliche Frage auf: Wo sind die Literaturstellen, die die Wirkung des Wasserstoffperoxids als reine, applizierte Substanz ohne Vorläuferstoff Ascorbinsäure bei Krebs beschreiben?

Erneut wird leider der Eindruck erweckt, dass das Peroxid noch nie injiziert wurde und auch sonst bisher nirgends in dieser Indikation zur Anwendung kam.

Organische Peroxide in der Medizin

Das Glycozone von Marchand

Das Glycozone nimmt in der mikrobiellen Therapie eine einzigartige Stellung ein. Historisch ist die Substanz zweifelsohne das erste organische Peroxid, das umfassend therapeutisch angewendet wurde. Charles Marchand brachte es kurz vor 1890 auf den Markt und konnte es in Eigenproduktion den Ärzten in ausreichenden Mengen zur Verfügung stellen. Dadurch existieren umfangreiche Berichte zur Ungefährlichkeit und Wirksamkeit der Substanz nach den Maßstäben dieser Zeit. Glycozone gab es als viertel, halbe und ganze Unze in Form einer viskosen Flüssigkeit in Glasflaschen im Handel. Es wurde von den Ärzten selbst je nach Bedarf mit Wasser verdünnt.

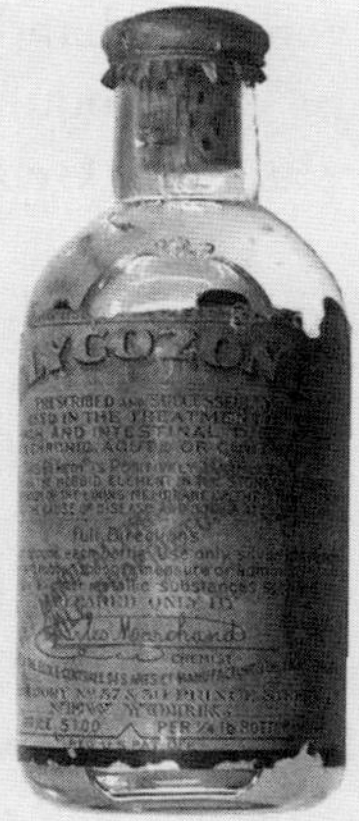

Alte Originalflasche des Glycozones

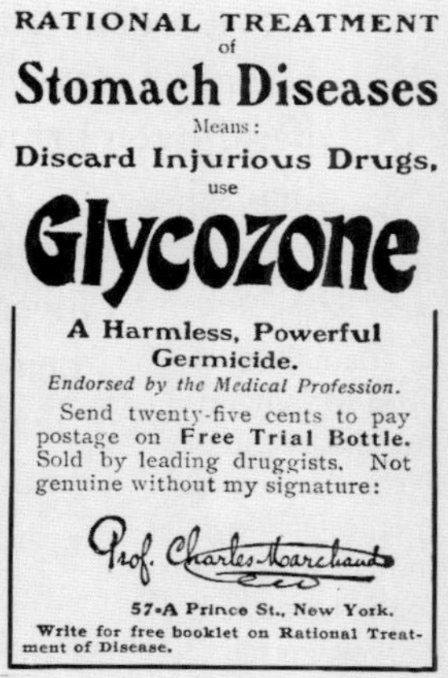

Werbeanzeige für das Glycozone zur Heilung von Magenbeschwerden

Hier liegt ein ganz spezieller Fall vor, der bei den heutigen Zulassungsvorschriften und Testungen von Pharmaka völlig undenkbar wäre. Außer Marchand kannte keiner die exakte Herstellung des Glycozones. Er nahm sein Geheimnis mit ins Grab, wahrscheinlich um eine mögliche Nachahmung zu vermeiden. Auch die chemische Struktur ist bis heute nicht bekannt. Man weiß nur, dass es ein organisches Peroxid war.

Marchand stellte Ozon im neuen Tesla-Generator her und setzte es mit Glycerin um. Da Ozon sehr reaktiv ist, lässt sich das Endprodukt nicht voraussagen. Wasser durfte nicht im Glycerin vorhanden sein, da dann Zersetzungsprodukte wie Ameisensäure bei der Reaktion aufgetreten wären.

Nach dem Tod von Marchand wurden zunehmend falsche Berichte verbreitet, etwa, dass das Produkt von Nikola Tesla (1856-1943), dem berühmten Erfinder auf dem Gebiet der Elektrotechnik, hergestellt worden sei.

Auch wurde und wird irrtümlich das Reaktionsprodukt von Olivenöl und Ozon als Glycozone bezeichnet, das mit Sicherheit eine andere chemische Struktur hat. Diese auch unter dem Namen „Rizol" bekannten peroxidischen Stoffe werden noch heute für verschiedenste Indikationen im Internet vertrieben und können sicher unter einheitlichen Bedingungen auch Heilerfolge bewirken. Sie sind aber bisher nicht offiziell untersucht worden und auch kaum erforschbar, da sie im Gegensatz zum Glycozone keine einheitliche chemische Struktur besitzen.

Nach dem Tod von Marchand wurden zunehmend falsche Berichte verbreitet, etwa, dass das Produkt von Nikola Tesla hergestellt worden sei.

Trotz seiner rätselhaften Struktur und Herstellungsweise wird das Glycozone hier ausführlicher besprochen, da es alle Eigenschaften aufweist, die uns eine Richtschnur für die zukünftige Anwendung auch stabiler und chemisch eindeutig bestimmter, organischer Peroxide liefern können.

Charles Marchand charakterisierte seine Substanz so (Marchand, 2010):

> „Glycozone ist eine stabile Verbindung aus der chemischen Reaktion, bei der Glycerin unter speziellen Konditionen mit Ozon reagiert, wobei das 15-fache Volumen an Ozon mit Glycerin bei normalen Druck und null Grad Celsius das Produkt bildet. Die Dichte ist 1,26. Glycozone ist wasseranziehend und muss daher gut verkorkt werden, da es allmählich von der Luftfeuchtigkeit

zersetzt wird. Wenn es ohne Zutritt von Feuchtigkeit gelagert wird, steigen die heilenden Eigenschaften mit zunehmendem Alter an.“

Die therapeutischen Eigenschaften von Glycozone und Hydrozone differieren in folgendem Maße:

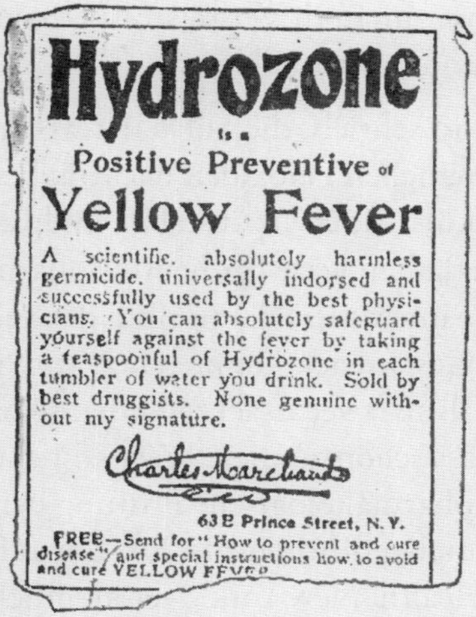

Originalwerbung für die Vorbeugung der Gelbfieber-Virusinfektion durch die innerliche Aufnahme von Hydrozone.

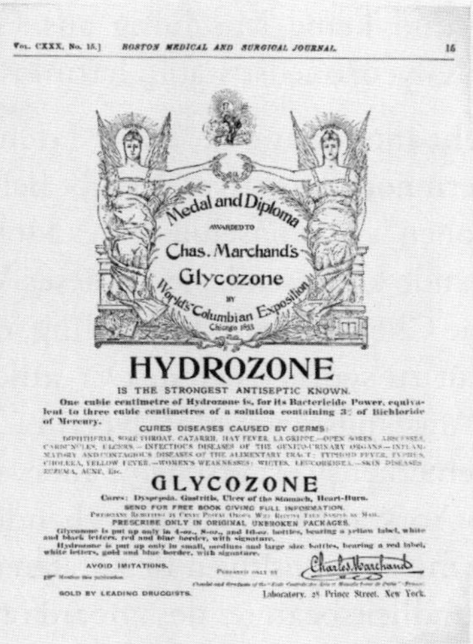

Werbung für Marchands Hydrozone im Boston Medical and Surgical Journal.

„Hydrozone zerstört sofort das morbide Element der erkrankten Oberfläche oder der Schleimhaut, mit denen es in Kontakt kommt, und überführt das Gewebe in eine gesunde Kondition. Das Glycozone arbeitet langsamer, aber nicht weniger als ein Stimulanz für eine gesunde Granulation. Die heilende Wirkung auf die erkrankte Schleimhaut ist kraftvoll und zugleich harmlos bei der Behandlung entzündlicher Magenerkrankungen. In vielen Fällen gibt es einen unmittelbaren Erfolg bei den Patienten. Glycozone hat einen angenehmen süßen und säuerlichen Geschmack.

Achtung: Glycozone ist eine besondere chemische Verbindung und keine Mischung aus Glycerin und Wasserstoffperoxid. Glycozone ist stabil, harmlos und immer effektiv."

Sehr interessant ist, dass Marchand schrieb, die Substanz werde beim Lagern noch effektiver. Es gibt bei manchen Peroxiden nachträgliche Reaktionen wie Ringschlüsse des Moleküls, die erst spät stabile Endprodukte zustande kommen lassen. Dieses Verhalten wäre für heutige pharmazeutische Chemiker von Bedeutung, die interessiert daran sind, die Substanz erneut zu synthetisieren. Der süße Geschmack könnte auch von Spuren des Ausgangsmaterials Glycerin („Ölsüß") verursacht worden sein.

Bemerkenswert erscheint auch, dass schon zu dieser Zeit von der Stadt New York amtlich eine eingehende pharmakologische Prüfung der Substanz mit sehr positiven Resultaten durchgeführt wurde. Dr. Cyrus Edson, Gesundheitsbeamter des „Board of Health, New York", veröffentlichte am 22. April 1893 folgende Stellungnahme in „Times and Register" (Marchand, 2010, gekürzt):

„GEGENANZEIGEN UND UNVERTRÄGLICHKEITEN: Glycozone ist wie Wasserstoffperoxid ein starkes, oxidierendes Agens, allerdings nicht so stark ausgeprägt wie die letztere Substanz. Daraus resultierend können wir es nicht zusammen mit anderen Pharmaka oder chemischen Substanzen anwenden. Ein Kontakt mit metallischen Instrumenten zersetzt es. Es muss folglich in Glas- oder Hartgummigefäßen und Spritzen angewendet werden.

PHYSIOLOGISCHE WIRKUNG: Wenn die Substanz über den Mund in den Magen aufgenommen wird, erzeugt sie ein Gefühl der Wärme. Sie erzeugt vermehrten Speichelfluss und stimuliert die Magensekretion. Sie zieht Wasser aus dem benachbarten Gewebe an sich (hygroskopisch), allerdings nicht so stark, dass es schädlich wirken würde. In sehr großen Dosen (ein oder zwei Unzen) verursacht sie Unbehagen mit folgendem wässrigen Stuhl und Krämpfen, aber ohne Nachwirkungen.

Keine Effekte werden an den Nieren, der Leber und am Herzen beobachtet. Glycozone wird zweifelsohne langsam im Magen zersetzt, Ozon freigesetzt und Glycerin zusammen mit Wasser ausgeschieden. Die morbiden Elemente, die in Kontakt mit der Substanz kommen, beschleunigen vielleicht deren Zersetzung, werden aber selbst oxidiert und so zerstört. Die Anwesenheit des freien Ozons aus der Zersetzung unterstützt den Zerstörungsprozess der Erreger.

THERAPIE: Glycozone ist, nach Ansicht des Verfassers, das beste bekannte Mittel zur Behandlung von Magengeschwüren. Es ist auch eines der besten Pharmaka zur Therapie des Magenkatarrhs bei Alkoholismus und bei anderen chronischen Magenerkrankungen verschiedener Ursachen. Es ist exzellent bei Zuständen mit zu wenig oder zu viel Magensäure. Der Verfasser hat sehr beeindruckende Resultate bei der Behandlung dieser belastenden Krankheiten gesehen.

Bei Katarrh und den anderen Magenerkrankungen, außer bei Magengeschwüren, sollten ein bis zwei Teelöffel in einem Weinglas Wasser unmittelbar nach den Mahlzeiten gegeben werden. Im Falle des Magengeschwürs ist die Dosierung dieselbe, jedoch sollte die Lösung hier auf leeren Magen eine Stunde vor dem Mahl angewendet werden.

Glycozone hat eine exzellente Wirkung bei Diphtherie, wenn es innerlich verabreicht wird. Für diese Zwecke wird ein Esslöffel voll in einem Glas Wasser aller drei Stunden appliziert. Da es völlig harmlos ist, kann es ohne Zögern gegeben werden. Zusätzlich soll beim Vorliegen der Membran die Nase, der Hals, Rachen und Kehlkopf aller zwei Stunden mit dem verdünnten Wasserstoffperoxid besprüht werden.

Bemerkenswerte Resultate werden bei Geschwüren und chronischen Entzündungen des Rektums und Dickdarms erreicht, wenn es als Einlauf angewendet wird. Nichts wirkt so gut wie eine Mischung aus einer Unze Glycozone in zwölf Unzen lauwarmen Wassers. Dieses soll erst unmittelbar vor der Anwendung aufgelöst und mit einer Hartgummispritze einmal pro Tag verabreicht werden.

Es ist oft ausreichend, wenn eine kleinere Menge als beschrieben verwendet wird. In Fällen von Analfisteln oder rektalen Geschwüren sollte es ein- bis zweimal angewendet werden. Schnell tritt Besserung ein, und im Falle des einfachen und reinen Geschwürs ist eine vollständige Heilung zu erwarten.

ÄUSSERE ANWENDUNG: Nach der Reinigung einer beliebigen kranken Oberfläche mit Wasserstoffperoxid stimuliert das Glycozone die heilende Wirkung und beschleunigt die Kur. Bezüglich dieser Wirkweise gibt es keine andere Substanz, die ihm überlegen wäre. Es beendet die reizenden und unwillkommenen Sekretionen und verhindert die Infektion mit pathogenen Organismen. Die Effektivität kann aus der Kombination der kraftvollen antiseptischen Wirkung und der Stimulation der Heilung erklärt werden.

Eitrige Rachenentzündung, chronischer Schnupfen und geschwürige Zahnfleischentzündung reagieren sehr positiv auf die häufige Anwendung des Glycozones, genau wie geschwürige Entzündungen des Gebärmutterhalses (Krebs). In den letzten Fällen kann die Substanz auf einer schmalen Rolle Mull oder auf Watte eingeführt werden. Vorher sollte mit einer Injektion von Wasserstoffperoxid (etwa ein Prozent) gewaschen werden. Die Anwendung erfolgt zweimal pro Tag."

Soweit also Dr. Edson. Sicher wird das Glycozone im Magen nicht zu Ozon, sondern allmählich zu Wasserstoffperoxid zersetzt, das dann schließlich aktiven Sauerstoff bildet. Aber auch eine eigentliche Wirkung des Peroxids vor dem Zerfall ist sehr wahrscheinlich, besonders gegen den Magenkeim Helicobacter.

Das bemerkenswerte Glycozone wurde von vielen Ärzten im Magen-Darm-Trakt eingesetzt. So gelangte es auch sehr erfolgreich bei Cholera zur Anwendung.

Das bemerkenswerte Glycozone wurde von vielen Ärzten im Magen-Darm-Trakt eingesetzt. So gelangte es auch sehr erfolgreich bei Cholera zur Anwendung. Neben der Applikation über den Magen wurde es zusätzlich früh und abends als Einlauf in den beschriebenen Verdünnungen verabreicht.

Bei Typhus konnten ebenfalls besondere Erfolge erzielt werden, wenn das Glycozone alternierend mit Wasserstoffperoxid verwendet wurde. Dadurch konnte man immerhin die schwersten Verläufe verhindern. Nach P. Gibier inaktiviert das Glycozone sofort mit Tollwut infiziertes Gewebe.

Abschließend soll noch ein interessanter Fall behandelt werden, bei dem eine Kombination aus Migräne (das 1. Migränemittel!) und Magensymptomen positiv beeinflusst werden konnte. Dr. G. A. Curriden berichtete dabei in *Medical Summary* vom März 1896:

„Mrs. A., 55 Jahre alt, hatte seit Jahrzehnten Migräne, die innerhalb von zwei, drei oder vier Wochen auftrat, selten längere freie Intervalle bot. […] Immer wurde sie von heftigem Erbrechen begleitet, das gewöhnlich bis zu zwei Tage anhielt. Im Mai 1895 versuchte ich bei ihr das Glycozone von Marchand, wobei ein Teelöffel des Produkts in Wasser verdünnt wird. Sie erlebte eine starke Verbesserung ihrer physischen Gesundheit mit ungewöhnlich gutem Appetit bei Normalisierung der Darmtätigkeit. Sie war frei von Kopfschmerzen und hatte in jeder Weise eine gute Gesundheit entwickelt, die drei Monate anhielt. Es war mir nicht bekannt, dass sie dann die Behandlung stoppte, weil sie glaubte, nun perfekt gesund zu sein. In ein paar Wochen kehrten dann die Attacken zurück, aber milder und ohne Magenbeteiligung. Dann folgte eine zweite Attacke zwei Monate später.

In diesem Fall kam mir die Erkenntnis, dass der Kopfschmerz wohl aus der chronischen Magenentzündung resultieren müsse, die dann zeitweise akut aufflammte. Das Glycozone korrigierte die bestehende Gastritis und griff damit die primäre Ursache an, die so viele Jahre bestanden hatte."

Ein eindrucksvolles Therapiezeugnis aus früher Zeit. Die bemerkenswerte Steigerung des Appetits werden wir bei den französischen Krebstherapien wiedertreffen. Vielleicht hat aber neben der Magenwirkung auch frei werdender Sauerstoff die Migräne unterdrückt; weitere Wirkungen, die noch unerforscht sind, wären ebenfalls möglich.

Offensichtlich wirkt das Glycozone auch als Antidepressivum, genau wie die in Frankreich verwendeten Peroxide.

Dibenzoylperoxid in der Dermatologie

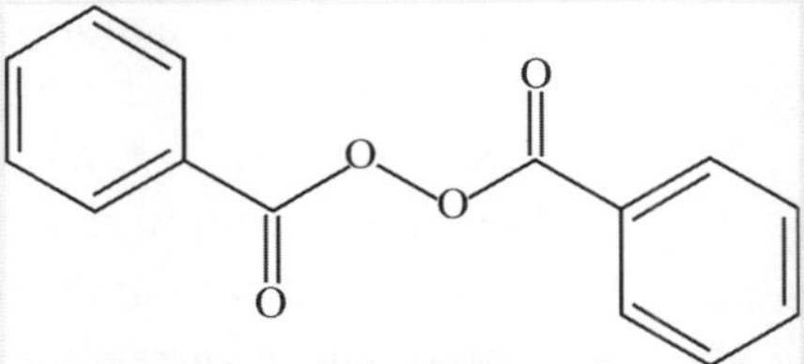

Strukturformel des Dibenzoylperoxids

Das Dibenzoylperoxid (oft unkorrekt Benzoylperoxid genannt) ist ein festes, weißes organisches Peroxid, das im Gegensatz zum Glycozone eindeutig chemisch definiert und unlöslich in Wasser ist.

Die Substanz hat durch ihre hervorragenden Eigenschaften in der Dermatologie als Mittel der Wahl bei leichter und mittelschwerer Akne vulgaris den langen Weg bis in die Liste der „Essentiellen Arzneistoffe" der Weltgesundheitsorganisation (WHO) bewältigt. In dieser Liste finden sich insgesamt über 300 unverzichtbare Pharmaka aus den verschiedensten Gebieten wie Antibiotika, Schmerzmittel, Psychopharmaka, Mittel zur Herz-Kreislauf-Behandlung, Zytostatika gegen Krebs und andere, die wegen ihrer Wichtigkeit ständig bereitgehalten werden sollten.

Bevor wir auf die Eigenschaften zu sprechen kommen, sei auch hier die Geschichte der sehr zögerlichen Einführung dieser einfach strukturierten und äußerst billigen Substanz dargestellt.

Der seinerzeit sehr bekannte englische Chemiker und Mathematiker Sir Benjamin Collins Brodie jr. (1817-1880) berichtete bereits 1858 in der führenden deutschen Zeitschrift *Annalen der Chemie* über die Entdeckung des Dibenzoylperoxids, zusammen mit einem analogen Peroxid, das von der Essigsäure abgeleitet war. Diese beiden Stoffe waren die ersten organischen Peroxide überhaupt, die synthetisiert wurden. Brodie hatte in Deutschland beim berühmten Justus von Liebig (1803-1873) in Gießen studiert und die Entdeckungen dann in seinem Privatlaboratorium in England gemacht.

Ende des 19. Jahrhunderts kamen von unterschiedlichen Forschern einige neue organische Peroxide hinzu, die, da chemisch interessanter, auch ausführlicher untersucht worden waren. 1901 wurden dann die Versuche wieder aufgenommen und man prüfte das Dibenzoylperoxid neben anderen Peroxiden mittels Reaktionen in der Pflanzenchemie. J. H. Kastle und A. S. Loevenhart (1878-1929) experimentierten an der geschälten Kartoffel und wiesen durch eine Farbreaktion Enzyme nach, die den Luftsauerstoff übertrugen und dadurch den Farbstoff einer Lösung von farblos in tiefblau überführten. Aus heutiger Sicht handelte es sich dabei um Peroxidasen. In weiteren Versuchen konnte gezeigt werden, dass alle Peroxide auch ohne Luftsauerstoff nach dem Auftragen auf die Kartoffel sofort zu deren Verfärbung führen – womit nachgewiesen war, dass sie den Sauerstoff rein chemisch übertrugen.

Loevenhart begann dann 1904 mit seinen Versuchen zur medizinischen Verwendung von Dibenzoylperoxid. Seine Vorkenntnisse zum Wasserstoffperoxid und zum Glycozone bleiben im Dunkeln – man kann aber annehmen, dass er diese besaß, da die Bücher von Marchand sehr bekannt waren und überall mit dem Mittel therapiert wurde. Sehr interessant sind seine berichteten toxikologischen Experimente. So wurde einem Hund eine „große Menge" dieses Peroxids ohne Wirkung verabreicht und sogar 70 ml einer eingespritzten Suspension in die Vene blieben folgenlos hinsichtlich Körpertemperatur, Atmung und Puls. Eine menschliche Versuchsperson bekam oral zwei Gramm und nach 24 Stunden ein weiteres Gramm ohne irgendwelche Komplikationen, auch eine abführende Wirkung wurde nicht beobachtet. Die heutigen toxikologischen Befunde, auf die noch eingegangen wird, bestätigen diese Erfahrungen.

Loevenhart führte auch mikrobielle Versuche durch und fand trotz der weitgehenden Unlöslichkeit in Wasser deutlich ausgeprägte Hemmeffekte vor. Er war der Erste, der das Peroxid bei Hautkrankheiten testete und neben der Bakterienbekämpfung auch ausgesprochen schnelle Wundheilungen beobachtete, so bei Beingeschwüren, Verbrennungen und anderen

Krankheitsbildern, die vergeblich mit nicht peroxidischen Lokaltherapeutika behandelt worden waren. Es handelte sich dabei um genau die gleichen Krankheiten, bei denen mit Wasserstoffperoxid und Glycozone schon Erfahrungen vorlagen. Er wendete das Peroxid in zehnprozentiger Mischung mit Lanolin und Vaseline zweimal pro Tag an. Diese zu fettigen Grundlagen werden heute mit dem Peroxid nicht mehr benutzt.

Der Artikel von Loevenhart erschien 1905 in einer deutschen Zeitschrift. Nachdem er sich anderen Arbeiten zugewandt hatte und schließlich 1908 Professor für Pharmakologie und Toxikologie an der Universität von Wisconsin geworden war, verschwand das Peroxid wieder in der Versenkung.

R. A. Lyons und T. E. Reynolds berichteten 1929 erneut über die Anwendung des zehnprozentigen Peroxids und bezogen sich dabei auf den Artikel von Loevenhart. Sie beobachteten Besonderheiten bei der Heilung, wenn das Peroxid zur Anwendung an einem Bein kam, das durch Schwefelsäure verätzt worden war, und beschrieben, dass die Wirkung aus der langsamen Abgabe des Sauerstoffs resultiere. Damit würden sowohl Bakterien bekämpft als auch die Wundheilung beschleunigt. Sie arbeiteten eng mit weiteren Dermatologen zusammen, die gleichfalls eine Heilwirkung auf zählebige Beingeschwüre feststellten. E. R. Squibb and Sons produzierten die zehnprozentige Salbe mit Vaseline und Lanolin unter dem Namen „Ointment Quinolor Compound".

Die beiden Autoren fassen ihre Erfahrungen folgendermaßen zusammen:

> „Benzoylperoxyd wurde als Bestandteil der Salbe verwendet, weil in vergleichenden Tests der Universität von Kalifornien herausgefunden wurde, dass die Substanz Eigenschaften hat, die die Gewebeheilung fördern. An der Universitätsklinik konnte nachgewiesen werden, dass bei chronischen Geschwüren die zehnprozentige Salbe eine effektivere Wirkung hatte als alle anderen Stoffe."

Zu erwähnen ist, dass kein anderes Peroxid einem Vergleich unterzogen wurde. Und: Auch hier wurde die Substanz nicht weiter umfassend angewendet.

Dann präsentierten S. M. Peck und L. Chagrin 1934 erstmalig die Resultate ihrer Forschungen an 22 Akne-Patienten, die sie innerhalb eines Jahres behandelt hatten. Sie verwendeten Mischungen von Wirkstoffen, konnten aber nachweisen, dass Dibenzoylperoxid auch für sich genommen bei der Krankheit wirksam ist. Die Autoren erwähnten weiterhin, dass die Substanz bei anderen Krankheiten angewendet werden könnte, benannten dabei auch wieder Beinwunden. In einem dermatologischen Lehrbuch von 1951 erwähnten sie nochmals ihre Resultate, ohne dass das Peroxid dauerhaften, allgemeinen Einzug in die Therapie gefunden hätte.

Schließlich berichtete W. E. Pace aus Kanada 1965 über Forschungen zur Anwendung einer Dibenzoylperoxid-Schwefel-Creme bei Acne vulgaris. Nachdem der Schwefel aus dem Präparat entfernt worden war, woraufhin die Salbengrundlage hauptsächlich auf einer wässrigen Suspension beruhte, begann sich langsam eine weltumspannende Therapie bei diesem Krankheitsbild zu entwickeln. Bis zu diesem therapeutischen Durchbruch waren gut 60 Jahre vergangen.

Die Besonderheiten bei der Wirkung des Dibenzoylperoxids im Vergleich zum Wasserstoffperoxid ähneln dem, was Marchand über das Glycozone festgestellt hatte. Interessant ist, dass er bereits 1896 die Anwendung beider Peroxide bei Akne erwähnte. Der Elawox-Puder hatte die zusätzliche Indikation Acne vulgaris, auch wenn ein Puder für die Anwendung im Gesicht nicht optimal ist. Allerdings tauchen die anderen Peroxide in Übersichtsartikeln zum Dibenzoylperoxid bei dieser Hautkrankheit als Vorläufersubstanzen generell nicht auf.

Als Besonderheit beim Dibenzoylperoxid entsteht nach Abgabe des Sauerstoffes die Benzoesäure. Diese wirkt bei den höher konzentrierten Handelspräparaten (zwei bis zehn Prozent Peroxidgehalt) zusätzlich leicht schälend.

Acne vulgaris als häufigste Hautkrankheit betrifft 70 bis 80 Prozent aller Jugendlichen. Von diesen Fällen werden 10 bis 30 Prozent als dringend therapiebedürftig eingestuft – sie müssen behandelt werden, um Folgen wie Narben zu vermindern. Die Krankheit kann bis ins hohe Alter auftreten und es gibt selbst bei Kleinkindern episodenartige Ausbrüche.

Durch die Komplexität der Erkrankung, bei der Vererbung, hormonelle Einflüsse, eine Verhornungsstörung mit Komedones-Bildung („Mitesser") und nachfolgender Entzündung bei Beteiligung von Bakterien eine Rolle spielen, gibt es verschiedene Ansätze zur Therapie. Es ist im Übrigen auch der letzte Tummelplatz der lokal applizierten Antibiotika. Während diese bei schweren Verläufen bei oraler Applikation (Tetracycline) sehr sinnvoll sind, wird als Nebenwirkung bei lokaler Anwendung regelmäßig eine Resistenzentwicklung nach zwei bis sechs Wochen und die Möglichkeit einer Sensibilisierung erwähnt. Patienten beklagen sich gewöhnlich über eine fehlende oder ungenügende Wirkung. Das sollte Grund genug sein, diese Präparate vom Markt zu nehmen.

Im Gegensatz dazu hemmt das Dibenzoylperoxid das betreffende Bakterium (Propionibacterium acnes) stark – es wächst unter anaeroben Bedingungen und ist daher gegen Sauerstoff besonders empfindlich. Beim Peroxid kommt es außerdem zu keiner Resistenzentwicklung. Zusätzlich wirkt es noch antientzündlich. Außerdem bekämpft es vor allem in den höheren Konzentrationen die vorliegende Verhornungsstörung der Talgdrüsen, indem es die Schälung der Haut fördert und hornhautauflösend wirkt.

Die Wirkung auf drei Ebenen macht das Dibenzoylperoxid so wertvoll. Da die Empfindlichkeit der Haut schwankt, beginnt die Therapie meist mit niederen Konzentrationen. Zu beachten ist dabei die verstärkte Empfindlichkeit der Haut gegenüber Sonneneinstrahlung und das Bleichvermögen bei farbigen Textilien. Etwa drei Prozent der Patienten reagieren allergisch, was eine mittelbare Allergie auf die gebildete Benzoesäure darstellt.

Benzoesäure ist eine natürlich vorkommende Substanz, die vor allem in Beeren und Milchprodukten zu finden ist. Seit langer Zeit wird sie als Konservierungsstoff eingesetzt (E 210). Interessanterweise besteht ihre Wirkung darin, dass sie die Katalase und Peroxidasen hemmt. Dadurch wird in den Mikroorganismen das natürlich gebildete Wasserstoffperoxid nicht abgebaut, was schließlich zum Absterben führt.

Eigentlich wird der Anwendungsbereich des Dibenzoylperoxids in der Medizin heute noch viel zu stark eingegrenzt. Nicht nur die historischen Erfahrungen zeigen, dass es bei jeglicher bakterieller Hautkrankheit mit Erfolg anwendbar ist. Mir sind mehrere Personen bekannt, die mittels zehnprozentigen Gels innerhalb weniger Wochen den eigenen Fußpilz dauerhaft eliminiert haben. Vorher hatten verschiedene Handelspräparate keinen Erfolg gebracht.

Gegen Akne sind auch Kombinationen von diesem Peroxid und dem Pilzmittel Miconazol im Handel. Diese sind sehr sinnvoll, da Synergie-Effekte nachgewiesen werden konnten. Das Miconazol hat ebenfalls eine antibakterielle Wirkung. Vor einigen Jahren habe ich solche Präparate auf eine eventuelle chemische Zersetzung geprüft und konnte keine feststellen. Im Gegensatz zu den Antibiotika bildet das synthetisch hergestellte Miconazol (mit anderer Struktur) keine Resistenzen aus und wird schon mehrere Jahrzehnte in der Therapie von Hautpilzen verwendet. Daher ist die Kombination beider Wirkstoffe, neben deren Verwendung bei Akne, auch besonders gut zur Therapie der Pilze geeignet.

Das Dibenzoylperoxid ist weitgehend ungiftig. So wird für die LD 50 (mittlere letale Dosis, bei der die Hälfte der Versuchstiere eingehen) ein Wert größer als fünf Gramm pro Kilogramm Körpergewicht bei Ratten angegeben. Das bedeutet, dass man kein Tier tödlich vergiften konnte. Dieser Wert beträgt bei der Acetylsalizylsäure (Aspirin) 1,5 bis 2,0 Gramm pro Kilogramm; ohne Therapie kann diese schon ab zehn Gramm beim Menschen tödlich sein. Zum Vergleich: Die chemisch stark verwandte Benzoesäure hat einen ähnlichen Toxizitätswert von 1,75 Gramm pro

Kilogramm, ist also überraschenderweise etwas giftiger als das Peroxid. Durch die sehr langsame Zersetzung des Peroxids kommt das aber bei der Testung nicht zum Tragen.

Fässt man alle Studienergebnisse zusammen, erkennt man, dass das Peroxid heute als nicht krebserregend eingestuft wird. Auch die Testung auf eine mutagene DNA-Schädigung (AMES-Test) verlief negativ. So findet es neben dem medizinischen Einsatz vielseitig Verwendung, etwa zur chemischen Herstellung von Plaste-Stoffen, für die jedes Jahr Zehntausende Tonnen des Peroxids in der Welt produziert werden. Darüber hinaus wird das Dibenzoylperoxid seit Jahrzehnten in einigen Ländern wie den USA zum Bleichen von Mehl verwendet. Auch dient es als Bleichzusatz bei bestimmten Käsesorten der USA und beim italienischen Hartkäse Provolone, wo 60 mg Peroxid pro Kilogramm Käse zugelassen sind. Im Gegensatz zu Europa ist das Dibenzoylperoxid in den USA außerdem in hohen Konzentrationen in Mitteln zum Bleichen von Zähnen enthalten und wird dort in vielen Handelsprodukten zum Blondieren von Haaren eingesetzt.

Da das Dibenzoylperoxid im Gegensatz zum Wasserstoffperoxid keinen Sauerstoff als Gas entwickelt, kann es auch in engen Körperhöhlen desinfizierend angewendet werden.

Aus all diesen unbedenklichen und langjährigen Anwendungen sowie den toxikologischen Befunden zum Peroxid wie zur Benzoesäure lässt sich schließen, dass nichts dagegen spricht, das Mittel – in Analogie zum historischen Glycozone – gegen Magenerkrankungen und die entsprechenden Keime zu testen. Beispielsweise wäre der einprozentige Schleim auf der Basis der innerlich und äußerlich schon lange verwendeten Zelluloseverbindungen mit Sicherheit nicht reizend und würde an der Magenwand vorteilhaft anheften. Dadurch könnte das Peroxid dort wirken. Genauso scheint eine analoge Anwendung als Einlauf gegen Darmerkrankungen sinnvoll und potentiell sehr wirksam zu sein.

Da das Dibenzoylperoxid im Gegensatz zum Wasserstoffperoxid keinen Sauerstoff als Gas entwickelt, kann es auch in engen Körperhöhlen desinfizierend angewendet werden. Seine Breitbandwirkung einschließlich der Wirkung gegen Hefepilze ohne Resistenzentwicklung könnte einen wichtigen Beitrag zur lokalen Bekämpfung multiresistenter Erreger leisten.

Schließlich wäre das Dibenzoylperoxid auch im Rahmen der Anwendung von Peroxiden bei Krebs, um die es im folgenden Kapitel geht, zukünftig denkbar und potentiell wirksam. Es wurde in der Indikation bisher nicht getestet, weil es in den 1950er Jahren noch nicht von medizinischer Bedeutung war und man sich daher anderen Peroxiden zugewandt hatte.

Forschungen zum Einsatz organischer Peroxide in der Krebstherapie

Über 20 Jahre erforschten französische Arbeitsgruppen erfolgreich die Anwendung organischer Peroxide in der Therapie verschiedener Krebsarten. Dabei beschrieben die Forscher sowohl unterschiedliche Substanzen als auch differente Applikationsweisen.

Das Faszinierende an diesen Ergebnissen ist, dass sich die Resultate nahtlos in den großen Komplex der medizinischen Erfolge des Wasserstoffperoxids einfügen, von den amerikanischen Untersuchungen bis zur heutigen japanischen Anwendung.

Alle Resultate der vier verschiedenen Quellen (USA, Deutschland, Frankreich, Japan) wurden jeweils völlig unabhängig voneinander erhalten. Die analogen Forschungen aus Australien und auch zum Artemisinin, die ich später noch darstellen werde, erfolgten ebenfalls ohne jede Kenntnis der anderen Quellen und erbrachten trotzdem ähnliche Ergebnisse – überzeugende Beweise für die wissenschaftliche Objektivität aller dieser klinischen Erfolge.

Zur Vorgeschichte der französischen Untersuchungen

Im Jahre 1948 begann Pierre Baranger, seinerzeit Professor für organische Chemie und Pharmazie an der Ecole Polytechnique in Paris, seine Untersuchungen zur Chemie und zur Wirkung von Naturstoffen. Sein Interesse galt dabei unter anderem der Wirksamkeit einer alten Volksmedizin aus Indien und China gegen Lepra und weitere Erkrankungen. Dieses Chaulmoograöl wird aus der „Schwammkirsche" gewonnen, einem Strauch mit der botanischen Bezeichnung Hydnocarpus kurzii Warburg. Interessanterweise wurde die Pflanze vom Verwandten des Nobelpreisträgers, dem gleichnamigen Botaniker Otto Warburg (1859-1938), gültig benannt.

Das fette Öl wird seit mindestens 1.000 Jahren gegen Lepra und weitere Krankheiten angewendet, seine Wirkung war immer unbestritten. Westliche Autoren setzten es von 1900 bis 1940 auch bei anderen Krankheitsbildern ein und erzielten Erfolge bei Tuberkulose, hartnäckigen Ekzemen, Syphilis und bakteriell hervorgerufener Arthritis. Auch chemische Abkömmlinge wie der Methylester wurden injiziert. Bei Lepra gab es die besten Erfolge, wenn die Krankheit nicht länger als ein Jahr bestand und die Nerven noch nicht massiv geschädigt waren.

Der Erreger der Lepra, Mycobacterium leprae, ist eng mit den Tuberkelbakterien verwandt und wächst genau wie sie sehr langsam. Im Gegensatz zu Letzteren besteht geringe Ansteckungsgefahr bei engem Kontakt mit einer großen Inkubationszeit von bis zu einigen Jahren nach der Infizierung.

Baranger interessierte sich für die unterschiedlich starke Wirkung verschiedener Präparate des Öls. Er fand heraus, dass die in differenten Mengen vorkommenden Peroxide im Öl für die Wirkung verantwortlich sind. Sie resultieren aus der Reaktion von Luftsauerstoff mit dem ungesättigten Öl bei der Verarbeitung und Lagerung, sind also nicht ursprünglich darin enthalten. Der Prozess ähnelt dem „Ranzigwerden“ verschiedener Naturstoffe, nur dass bei diesen die Peroxide als Zwischenstufen wieder zerfallen und die Produkte schließlich verdorben sind.

Die Wirksamkeit dieser Peroxide bei Lepra stimmt mit den alten amerikanischen Ergebnissen zur Tuberkulosebehandlung überein. So könnten in Zukunft organische Peroxide definierter Struktur bei beiden Erkrankungen mit Erfolg angewendet werden.

Baranger synthetisierte dann im Labor gezielt ein Peroxid aus dem Chaulmoograöl, wobei das Grundgerüst des – in allen pflanzlichen Ölen enthaltenen – Glycerins erhalten blieb, an das jetzt drei lange Kohlenstoffketten mit Peroxidgruppen gebunden waren. Die resultierende wasserunlösliche, ölige Substanz war dadurch chemisch mit dem Glycozone verwandt. Im Gegensatz zu diesem stabilen Produkt bildet das Glycozone im Wasser wieder allmählich Glycerin. Das chemisch veränderte Öl, das in den französischen Untersuchungen die Bezeichnung „B 153“ trug, ist heute leider vergessen.

Der Prozess ähnelt dem „Ranzigwerden“ verschiedener Naturstoffe, nur dass bei diesen die Peroxide als Zwischenstufen wieder zerfallen und die Produkte schließlich verdorben sind.

Baranger stellte nach diversen Beobachtungen interessante Überlegungen zum gemeinsamen Auftreten von Tuberkulose und Krebs in Lunge und HNO-Bereich an und betonte auch, dass die Hauterscheinungen von Lepra zuweilen denen von ursächlich inneren Krebsarten ähnelten. So regte er unter Bezugnahme auf die Warburg-Hypothese an, die organischen Peroxide wegen ihrer leichten Sauerstoffübertragung zur Therapie verschiedener Krebsarten anzuwenden, was dann auch geschah.

Er konnte das Peroxid aus Chaulmoograöl durch Verwendung von Cholesterin in eine sehr feine Emulsion verwandeln, die visuell klar erschien, gefahrlos injiziert werden konnte und daher allgemein anwendbar war. Schon Loevenharts Versuche am Hund hatten gezeigt, dass bei der Injektion von fein verteiltem Dibenzoylperoxid keine Gefahr besteht. Nach den ersten erfolgreichen Tierversuchen zur Krebshemmung sowie den entsprechenden klinischen Untersuchungen mit der Substanz suchte Baranger zusätzlich ein Peroxid, das auch bei oraler Verabreichung gut wirkte. Er fand es in einem schon lange bekannten Stoff.

Bereits 1885 hatte L. Legler in Dresden eine weiße, feste Substanz in geringer Ausbeute bei seinen Versuchen zur langsamen Zersetzung des gewöhnlichen Äthers mit Luft isoliert. Dieses Peroxid wurde nach einer weiteren, ertragreicheren Synthese, über die im Jahre 1900 berichtet wurde, schließlich 1912 von Conway Freiherr von Girsewald (1876-1955) in Berlin-Halensee hergestellt und patentiert. Seit dieser Zeit ist der Stoff allgemein leicht zugänglich, ein besseres Verfahren wurde nicht mehr gefunden.

Die seit 1924 mit dem Kürzel HMTD (chemisch: Hexamethylentriperoxiddiamin) benannte Substanz ist als Reinstoff sehr explosiv gegenüber Schlag, Reibung oder Funkenzündung. Sie verliert diese Eigenschaft aber schon durch Zusatz von wenigen Tropfen Wasser vollständig, wie C. A. Taylor und H. W. Rinkenbach bereits vor 90 Jahren herausfanden. Diese Autoren beschreiben auch die Ungiftigkeit des Peroxids bei Versuchen mit Ratten.

Übrigens werden in der Medizin schon lange verschiedene Stoffe verwendet, die als Reinsubstanz explosiv sind. Auch das Dibenzoylperoxid verpufft als trockene Substanz bei Zündung, ist im wässrigen Gel völlig harmlos. Schon seit 150 Jahren wird das Nitroglycerin in alkoholischer Lösung als Herzmittel bei Angina pectoris („Brustenge") erfolgreich verwendet. Seine ebenfalls explosiven, festen Verwandten wie der militärische Sprengstoff Pentrit (PETN) finden sich in Tabletten, die in harmloser Verdünnung mit Füllstoffen zur Therapie der gleichen Krankheit dienen.

Baranger wählte das HMTD zur klinischen Prüfung aus, da bei diesem im Molekül drei -O-O-Gruppen gegenüber nur einer einzigen im Dibenzoylperoxid vorliegen, und so auch eine weitaus höhere Peroxidkonzentration pro Gramm Wirkstoff zu erreichen war als im injizierten Stoff aus dem Chaulmoograöl.

Er erhoffte sich von der an sich unlöslichen Substanz eine zusätzliche Wirkung, da sie sich in Säure allmählich in wasserlösliche Zwischenstoffe mit Peroxidgruppierung zersetzt, was im Magen zu erwarten war. Das HMTD erwies sich schon bei oraler Verabreichung im Tierversuch als sehr wirksam und die klinische Anwendung am Menschen verlief ähnlich erfolgreich wie mit dem B 153.

So kam es schließlich dazu, dass beide Peroxide therapeutisch angewendet wurden.

Untersuchungen am Krebsforschungszentrum in Reims

Die Tierversuche wie auch die klinischen Anwendungen am Menschen wurden ab 1949 im Krebsforschungszentrum in Reims unter der Leitung von dessen Direktor Raymond Lefévre durchgeführt. Als Tiermodell diente der experimentelle Tumor Rous-Sarkom, der bei Hühnern durch den gleichnamigen Virus (RSV) hervorgerufen wird. Für die erstmalige Entdeckung (im Jahr 1911), dass Viren Krebs bei Tieren erzeugen können, bekam Francis Peyton Rous (1879-1970) sehr spät (1966) den Nobelpreis für Physiologie und Medizin. Inzwischen sind auch mehrere Viren als Krebsauslöser beim Menschen gefunden worden.

Bei den Forschungen in Reims wurde festgestellt, dass sich durch die vorherige Applikation der Peroxide bei den Hühnern die Sarkombildung verzögerte. Die Tumoren waren danach kleiner und hatten in der Klassifizierung einen erheblich niedrigeren Schweregrad als in der Kontrollgruppe ohne Peroxid. Beide Stoffe waren gleich wirksam, allerdings wurde das HMTD oral verabreicht, das andere Peroxid injiziert.

Bereits im Juli 1950 stellte Lefévre auf dem 5. Internationalen Krebskongress in Paris die ersten Resultate mit dem injizierten Peroxid vor. Zunächst wurde es auch lokal angewendet, so bei Gebärmutterhals- und

Kehlkopfkrebs oder in Zäpfchen gegen Dickdarmtumore: Hier konnten gute Erfolge erzielt werden. Augenfällig ist die Ähnlichkeit mit den alten amerikanischen Untersuchungen zum Wasserstoffperoxid und der Verwendung des Glycozones. Noch besser waren die Resultate in Kombination mit Strahlung, etwa mit Röntgenstrahlen bei Kehlkopfkrebs und gleichzeitig implantiertem Radium in der Gebärmutter. Diese Forschungen fanden 60 Jahre vor den japanischen Untersuchungen und zehn Jahre vor den deutschen Experimenten statt. Selbst KORTUC 2 hatte seinen modifizierten Vorläufer: Lefévre berichtete über ausgezeichnete Erfolge bei Kehlkopfkrebs, wenn Peroxid injiziert und danach mit Röntgenstrahlen behandelt wurde. Auch spätere Publikationen seiner Arbeitsgruppe beschrieben ähnliche Versuche, die allerdings nicht zur Kenntnis der Japaner gelangte.

> Bei den Forschungen in Reims wurde festgestellt, dass sich durch die vorherige Applikation der Peroxide bei den Hühnern die Sarkombildung verzögerte.

Auffällig ist, dass Lefévre schon 1950 über die sehr erfolgreichen intravenösen Versuche bei als hoffnungslos deklarierten Tumoren berichtete. Diese waren entweder weit fortgeschritten oder hatten ausgiebig Metastasen entwickelt. Bei 8 von 40 dieser Tumoren stellte sich nach den Injektionen ein sofortiger Wachstumsstillstand ein, der bei weiteren Injektionen über Monate beibehalten werden konnte, wobei sich der Allgemeinzustand der Patienten verbesserte. Zu diesen Verbesserungen zählten drei Kehlkopftumoren, die mit Lungentuberkulose einhergingen, zwei Tumoren der Speiseröhre, von denen einer ebenfalls in Kombination mit dieser auftrat sowie zwei Fälle von Brustkrebs mit Metastasen, bei denen eine Patientin ebenfalls Tuberkulose der Lunge aufwies. Schließlich zeigte auch ein Fall von Gebärmutterhalskrebs mit ausgeprägten Metastasen einen sofortigen Wachstumsstopp nach Injektion des Peroxids. Andere dieser schwersten 40 Fälle wiesen eine erhebliche Verlangsamung des Wachstums auf, bei Unterdrückung weiterer Metastasen.

Auch als eine mögliche Chemotherapie des Krebses war diese Methode 1950 absolutes Neuland. Die etablierten Verfahren waren die Operation,

Bestrahlungen mit Radium und Röntgenstrahlen sowie neuerdings auch der Einsatz von Geschlechtshormonen. Sonst gab es nur erste Versuche in den USA mit dem sehr giftigen chemischen Kampfstoff „Stickstofflost", dessen Vergiftungsbild der Einwirkung von radioaktiver Strahlung ähnelte („radiomimetische Wirkung"). Dabei hatte man herausgefunden, dass Tumorzellen geringfügig sensibler gegen diesen Stoff reagierten als normale Zellen, die aber auch geschädigt werden konnten. Es war das erste „echte" Zytostatikum, und bis heute werden ungeheure Anstrengungen unternommen, diese und andere chemische Strukturen abzuwandeln, sodass daraus eine möglichst große Wirkung bei geringerer Giftigkeit auf normale Zellen resultiert. Mukherjee hat den Prozess eingehend beschrieben, von dem im Folgenden noch verschiedene Aspekte dargestellt werden.

Hier soll keineswegs der Anwendung dieser Zytostatika die Berechtigung abgesprochen werden. Oft genug aber werden sie angewendet, obwohl sich die Lehrbücher einig sind, dass bei diesen speziellen Krankheitsfällen die Anwendung nichts bringen kann. Die Nebenwirkungen reichen teilweise bis zum Organversagen und zeigen sich meist als schweres Krankheitsgefühl mit Erbrechen und einer Vielzahl anderer Symptome.

Großes Aufsehen erlangte in diesem Zusammenhang der Fall des ehemaligen US-Vizepräsidenten Hubert H. Humphrey (1911-1978) in den 1970er Jahren. Dieser war studierter Pharmazeut und hatte vor seiner politischen Laufbahn von 1933 bis 1937 eine eigene Apotheke. Als er an Blasenkrebs erkrankte und nach einer Chemotherapie ein TV-Interview gab, hielt er bei diesem eine Flasche mit dem Zytostatikum in die Kamera und äußerte dabei: „Das ist der Tod in der Flasche". Das bewegte die USA tief; noch mehr sogar, als er trotz allem im Alter von 66 Jahren an diesem Krebs verstarb.

Bemerkenswerterweise hatten die organischen Peroxide in den französischen Untersuchungen ganz andere „Nebenwirkungen". Beide Peroxide zeigten weder Anzeichen einer akuten noch chronischen Toxizität, obwohl sie in Zeitspannen von 30 bis 300 Tagen täglich angewendet wurden. Genauso wenig war eine Reaktion an der Einstichstelle des intravenös verabreichten Peroxids festzustellen, die eine längerfristige Applikation hätte verhindern können. Hierbei wurden pro Tag 0,15 bis 0,3 Gramm in Lösung appliziert.

Das HMTD führte bei der täglichen oralen Verabreichung weder zu Brechreiz noch gar zum Erbrechen oder Störungen der Darmtätigkeit. Täglich wurde zweimal eine Dosis von je 0,5 Gramm verabreicht.

Ebenfalls wurde bei beiden Peroxiden keine Toleranz des Tumors gegenüber den Wirkstoffen beobachtet: Im Laufe der Zeit war keine Erhöhung der Dosen nötig, um das Wachstum überhaupt noch hemmen zu können.

Im Gegenteil: Die konstant auftretenden „Nebenwirkungen" waren von der Art, wie sie für die Heilung von Krebskranken sehr förderlich sind:

1. Gesteigerter Appetit
2. Gewichtszunahme
3. Seelische Auflockerung: Sie wirkten wie ein Antidepressivum.

Diese bemerkenswerten Wirkungen waren schon beim Glycozone mehrfach beobachtet worden und wurden bereits bei der Migränebehandlung dargestellt. Sie weisen auf eine positive Beeinflussung des gesamten Zellstoffwechsels hin, wobei sich nur die spezielle antidepressive Wirkung noch nicht erklären lässt. Gängige Antidepressiva haben andere Strukturelemente und generell keine Peroxidgruppe im Molekül.

Allein diese Wirkungen sprechen für die unbedingte Notwendigkeit, die organischen Peroxide als Krebsmedikament umfassend zu erforschen. Aus heutiger Sicht wäre es zudem sehr interessant, die verschiedenen Parameter des Immunsystems während der Peroxidtherapie näher zu beleuchten.

Nach den Tumor-Operationen bewirkte die Medikation eine weitaus schnellere und vollständigere Heilung der Wunden als ohne sie möglich gewesen wäre. Dadurch konnte zusätzlich eine weitere Entwicklung der

Krebserkrankung verlangsamt oder sogar verhindert werden. Ein typischer Fall war eine 75-jährige Patientin, bei der die Wundheilung nach einer schweren Krebsoperation noch nach einer Woche nicht eingesetzt hatte. Daraufhin wurde das HMTD zweimal pro Tag in einer Dosis von je 0,5 Gramm appliziert. Nach drei Tagen begann der Heilungsprozess, der sich nach kurzer Zeit außergewöhnlich positiv entwickelte. 30 Tage später wurde die Therapie mit dem Erreichen eines sehr guten Wundstatus beendet.

Erwähnt wurde darüber hinaus eine spezielle Wirkung des HMTDs auf die Knochenmetastasen bei Prostatakrebs, die zur Rückbildung dieser Tochtergeschwülste führte und außerdem die Laborwerte wieder normalisierte.

Wie in der Einleitung erwähnt, stieß ich auf die hier aufgeführten französischen Peroxidforschungen, als ich die umfangreiche Publikation von 1960 las, die ich im sprengtechnischen Standardwerk von T. Urbanski zitiert fand. Trotz eines umfassenden Studiums konnte ich dagegen in der medizinischen Literatur zu Krebserkrankungen keine Referenzen auf die Artikel der Arbeitsgruppe um Lefévre finden.

In dem Artikel von 1960 führt die kleine Arbeitsgruppe die bis dahin behandelten Patienten (220 Fälle) je nach Lokalisierung des Krebses und insgesamt nachgewiesenen pathologischen Zelltypen auf. Sie setzten sich wie folgt zusammen:

Gebärmutterhals: 29
Gebärmutter (innen): 1
Vagina: 1
Hoden: 2
Brust: 48 (Frau) / 2 (Mann)
Schilddrüse: 2
Rektum: 2
Lippen: 4

Stimmlippen: 13
Mundhöhle: 14
Haut: 10, davon 4 im Gesicht, 2 an den Händen und 1 am Rumpf
Prostata: 7
Speiseröhre: 13
Kehlkopf: 47
Lunge: 4
Blut / Lymphsystem: 13
Muskel: 1
Oberschenkelknochen: 3

Die Schwerpunkte der Behandlung waren also Tumoren der Gebärmutter, der Brust und des HNO-Bereichs, hier besonders am Kehlkopf. Augenfällig ist, dass in den unterschiedlichsten Bereichen Hemmeffekte erzeugt werden konnten, ähnlich wie in der Neuzeit bei den KORTUC-Methoden beobachtet wurde. Auch wurden unterschiedliche Schweregrade erfolgreich behandelt. Das beweist, dass die Peroxide weit vielseitiger eingesetzt werden können als die meisten herkömmlichen Zytostatika.

Nach der Bestimmung des Zelltyps (Histologie) waren die weitaus häufigsten Fälle der bösartigen Tumoren Epitheliome (sieben verschiedene Arten, jeweils vom Epithel ausgehend). Daneben wurden vier unterschiedliche Sarkome (zwölf Fälle), ein Seminom (typischer Hodentumor) sowie fünf Leukämien differenziert, wobei einige Patienten mehrere Tumoren des gleichen Typs am oder im Körper hatten.

Die französische Arbeitsgruppe fand noch eine weitere Substanz, die im Tierversuch das Rous-Sarkom hemmte und gleichfalls untoxisch war. Interessanterweise ist dieser Stoff mit dem Namen Geranylhydrochinon ein sehr naher Verwandter des chemischen Grundkörpers Hydrochinon, das im bereits erwähnten Wehrsekret des Bombardierkäfers enthalten ist. Zu der Zeit war dessen Wirkungsweise in der Wissenschaft noch nicht bekannt.

Das Geranylhydrochinon wirkte beim Menschen ebenfalls krebshemmend, wenn es in Mengen von 0,15 bis 0,3 Gramm als Zäpfchen verabreicht, intramuskulär oder direkt in den Tumor injiziert wurde. Später wurde es auch oral verabreicht.

Die Arbeitsgruppe empfand es als Sensation, als sie entdeckte, dass diese Substanz in der Kombination mit dem Peroxid des Chaulmoograöls sogar noch besser wirkte als jeder Stoff für sich allein. Das Geranylhydrochinon ist als Gegenstück zu den Peroxiden (Oxidationsmittel) ein Reduktionsmittel, das heißt, es kann eine leichte Spaltung der -O-O-Gruppierung bewirken. Dadurch wird eine schnelle und aggressive Wirkung im Tumorgewebe erreicht. Der genaue Mechanismus erscheint kompliziert, da zusätzlich das Geranylhydrochinon allein schon wirksam ist. Wie in den nächsten Kapiteln ausgeführt wird, wurden erst 40 Jahre später Reduktionsmittel bei der Therapie mit Peroxiden „wiederentdeckt“. Da – wie es uns schon oft begegnet ist – die französischen Untersuchungen nicht bekannt waren, nutzte man später andere Reduktionsmittel, die nicht selbst den Krebs hemmten, sondern nur zur schnelleren Aufspaltung der Peroxidgruppe dienten.

Das Geranylhydrochinon wirkte beim Menschen ebenfalls krebshemmend, wenn es in Mengen von 0,15 bis 0,3 Gramm als Zäpfchen verabreicht, intramuskulär oder direkt in den Tumor injiziert wurde.

Die entsprechenden Resultate der Franzosen mit Peroxiden wurden außer in Fachartikeln auch ausgiebig auf großen Tagungen vorgestellt, so auf dem ersten Kongress zur Chemotherapie des Krebses (Rom, 1956), auf dem 7. Internationalen Krebskongress (London, 1958) und dann auf dem 8. Internationalen Krebskongress (Moskau, 1962).

Im Rahmen der eben erwähnten Forschungen fanden die Franzosen schon vor 55 Jahren ein weiteres, elegantes Kombinationsverfahren, das in seiner Vielseitigkeit und eventuell auch in den Resultaten KORTUC 2 noch übertreffen kann. Sie kombinierten die Anwendung des Peroxids (lokale Injektion – intravenös oder direkt in den Tumor) mit dem Geranylhydrochinon (orale, intramuskuläre Anwendung oder Injektion in den

Tumor) zusätzlich mit Bestrahlung. Dabei wurden die beiden Substanzen separat verabreicht und danach bestrahlt.

Zu Beginn der Untersuchungen 1949 wurden die Peroxide in der Regel bei sehr fortgeschrittenen Tumoren verabreicht, später auch zwischen Operationen oder Bestrahlungen, um Metastasen zu verhindern und eine schnelle lokale Heilung zu erreichen. Die kombinierte Methode wurde als so günstig erachtet, dass sie schließlich zum Mittel der Wahl bei der Tumorbekämpfung wurde. Man konnte dabei ein sehr schnelles Absterben der Tumoren bis zum vollständigen Verschwinden beobachten. Auch sprachen verschiedenste Tumortypen und Schweregrade auf die Behandlung an, ähnlich wie bei den KORTUC-Methoden.

Im Gegensatz zum injizierten Wasserstoffperoxid konnten die organischen Peroxide in höheren Konzentrationen verabreicht werden, da kein Sauerstoff als Gas entstand. Das weist darauf hin, dass die Substanzen auch direkt wirksam sind, wie die gefundenen Enzym-Hemmungen durch die japanische Arbeitsgruppe zeigen. Schon die Gruppe um Lefévre spricht bemerkenswerterweise davon, dass durch diese Behandlung mit den Peroxiden die natürliche Abwehrkraft des Körpers gestärkt und wiederhergestellt wird.

Schließlich wurden sehr interessante Beobachtungen gemacht, die später weder bei den KORTUC-Methoden noch bei anderen Substanzen beschrieben worden sind: Bei der alleinigen Applikation der Peroxide und besser noch, wenn Geranylhydrochinons zugesetzt wurde, wurde nicht nur der Tumor zerstört, sondern der Körper auch ausgesprochen stark vor den Strahlen geschützt! Selbst bei stärkeren Bestrahlungen wurden die Blutzellen durch die Substanzen geschützt und Hautreaktionen vermindert. Letzten Endes bewirkten die Pharmaka, dass sowohl der für gewöhnlich auftretende, depressive Effekt der Strahlung auf das Nervensystem als auch der Brechreiz, der häufig mit Bestrahlungen vergesellschaftet ist, praktisch verhindert wurden. Wo liest man in der heutigen Literatur der Krebsbehandlung über solche „Nebenwirkungen“?

Die französischen Autoren fassen im umfangreichen Artikel von 1960 ihre Behandlungserfolge wie folgt zusammen:

> „Der therapeutische Effekt der Peroxide bei Krebs setzt sich zusammen aus: gesteigertem Appetit, Gewichtszunahme, antidepressiver Wirkung, schnellem und komplettem Heilen unter Störung der Entwicklung des Krebses. Die Mischung aus Peroxid und Reduktionsmittel ergibt noch bessere Resultate.
>
> Die Autoren regen die Anwendung dieser Chemotherapie gegen die ‚Krebserkrankung' an. Die Behandlung sollte nicht nur gegen die aktiven Tumoren wirken, sondern auch nach der chirurgischen Entfernung oder anschließend an die Bestrahlung gegen die Entwicklung lokaler und anderer Metastasen wirksam sein.
>
> Es wurde über eine Reihe von Patienten berichtet, die erfolgreich innerhalb einiger Jahre behandelt worden waren. Eine eindeutige Beeinflussung der Entwicklung des Krebses wurde in jedem Fall beobachtet und kann auf die Peroxid-Therapie zurückgeführt werden.
>
> Nicht nur zwischen den Bestrahlungen sollten diese Verbindungen von Therapeuten angewendet werden, auch die simultane Applikation der Substanzen mit der Strahlung ist extrem erfolgversprechend."

Zu bemerken ist, dass in den nachfolgenden Publikationen vor allem die Dreierkombination zum Einsatz kam, die nicht nur vor den Strahlen Schutz bot, sondern oft auch eine Operation unnötig machen konnte. Warum wird dieses effektive Verfahren heute nicht angewendet?

Um 1968 endeten die Veröffentlichungen, höchstwahrscheinlich, weil die betreffenden Bearbeiter pensioniert wurden. Die Arbeiten im kleinen

Rahmen hatten keinerlei industriellen Hintergrund; Baranger hatte mit seiner Arbeitsgruppe die Substanzen selbst hergestellt.

In den 1950er Jahren setzte in verschiedenen Firmen die Industrieforschung im großen Rahmen, mit Millionenetat, ein, bei der es hauptsächlich darum ging, die Molekülstruktur von teilweise neu entdeckten Zellgiften zu modifizieren und schließlich Stoffe mit reduzierter Toxizität in den Handel zu bringen.

Ein markantes Beispiel ist hier die Forschung der Bayer AG in den 1950er Jahren, wo mit großem Aufwand Stickstofflost chemisch abgewandelt wurde. Bei der Modifizierung wurden auch die drei Chloratome aus dem Molekül entfernt. Zuerst konnte eine neue Verbindung mit dem Kürzel E39 hergestellt werden, die schon recht wirksam war. 1959 wurde dann auf Kongressen eine noch bessere Substanz mit dem Namen Trenimon vorgestellt, die auch Metastasen reduzierte. Seit dieser Zeit kamen immer neue und stetig teurere Stoffe auf, die in einem Milliardenmarkt von mehreren multinationalen Konzernen aggressiv vertrieben und bei Medizinern beworben werden.

Seit dieser Zeit kamen immer neue und stetig teurere Stoffe auf, die in einem Milliardenmarkt von mehreren multinationalen Konzernen aggressiv vertrieben und bei Medizinern beworben werden.

Doch trotz der euphorischen Mitteilungen über Gentechnik, die aller paar Jahre mit Regelmäßigkeit verbreitet werden, konnten seither kaum Durchbrüche verzeichnet werden. Noch immer ist die Giftigkeit der Zytostatika äußerst bedenklich und man darf sich an die Aussage von H. H. Humphrey über den „Tod in der Flasche“ erinnert fühlen.

Deshalb wird es jetzt endlich und dringend Zeit, neben den KORTUC-Methoden auch die organischen Peroxide mit ihren „guten Nebenwirkungen“ bei geringer Toxizität umfassend für die Krebstherapie zugänglich zu machen. Auch ist die Chance sehr groß, dass die innerlich verabreichten Peroxide zusätzlich wie Antibiotika und gegen Viren wirken, wenn man die Eigenschaften des injizierten Wasserstoffperoxids sowie die Anwendung des Glycozones als Richtschnur nimmt. Hier sind Breitbandwirkungen zu erwarten, auch gegen resistente Keime wie MRSA. Darüber hinaus erscheint eine Therapie tiefer, lokaler Infektionen, die wegen einer Knochenzerstörung oft zu Amputationen führen können, durch eine Kombination aus injiziertem und lokal appliziertem, organischem Peroxid sowie niedrig dosierter Bestrahlung erfolgversprechend.

Neben den meist einfachen Synthesen gibt es umfangreiche industrielle Erfahrungen zur sicheren Handhabung der Substanzklasse und es bestehen ebenfalls genügend Möglichkeiten einer Patentierung entsprechender Vertreter, wie auch aus den folgenden Kapiteln deutlich wird.

Andere organische Peroxide in der Medizin

Ein naher Abkömmling des Wasserstoffperoxids dient in der Technik und in der Medizin wegen seiner besonderen Eigenschaften als Desinfektionsmittel. Diese Peressigsäure (auch Peroxyessigsäure) entsteht aus Essigsäure und Wasserstoffperoxid. In geringen Konzentrationen lag sie schon kurz nach der Entdeckung der letzteren Verbindung beim chemischen Arbeiten in Lösung vor; ein konkreter Entdecker kann daher nicht benannt werden. Erst um 1930 wurden höher konzentrierte Präparate erhalten, die heute etwa 30 Prozent Peressigsäure beinhalten und aufgrund der Reaktivität in Plastikflaschen im Handel sind. Lange Zeit waren Zersetzungen durch Schwermetalle ein Problem, genau wie beim Wasserstoffperoxid.

Es liegt in der Natur der Sache, dass ein Desinfektionsmittel chemisch sehr reaktiv sein muss, da es sonst auch nicht gegen Erreger wirken würde, bei denen ebenfalls die Biochemie beeinflusst wird.

Besonders seit den 1960er Jahren wurde die Substanz ausgiebig untersucht und angewendet. Schon die unter-einprozentige Lösung der Peressigsäure wirkt sehr gut und lückenlos gegen Bakterien, Pilze, Viren,

Sporen und Parasiten. Ihr Wirkungsspektrum ist dem des Wasserstoffperoxids sehr ähnlich. Allerdings inaktiviert die Säure Sporen und Viren noch schneller und ist generell aggressiver, zeigt ebenfalls ein ausgeprägtes Bleich- und Oxidationsvermögen und beseitigt üble Gerüche. Ein Essigsäurerest ersetzt ein Wasserstoffatom im Molekül des Wasserstoffperoxids, was die Peressigsäure etwas fettlöslicher und saurer als diesen Grundkörper macht. Sie kann dadurch nicht auf Schleimhäuten therapeutisch angewendet werden, wohl aber sehr verdünnt auf normaler Haut. Schon ab 0,1 Prozent lässt sich diese desinfizieren. Die Peressigsäure wirkt hervorragend bei Pilzerkrankungen der Füße und wurde schon in den 1960er Jahren als Fußbad gegen diese Erreger empfohlen und angewendet. Auch infizierte Fußnägel können durch das tägliche Befeuchten mit dem Mittel saniert werden. Heute sollte die Peressigsäure in diesem Bereich viel häufiger benutzt werden, da die seinerzeit berichteten Erfolge größer waren als die mit den derzeit verwendeten, teureren Produkten. Vor allem die vorliegende Mischflora mit pathogenen Bakterien wird sofort beseitigt, genau wie der oft unerträgliche Juckreiz.

Die Peressigsäure wirkt hervorragend bei Pilzerkrankungen der Füße und wurde schon in den 1960er Jahren als Fußbad gegen diese Erreger empfohlen und angewendet.

Von den Desinfektionsmitteln, die auf der Haut verwendet werden können, ist die Peressigsäure die Substanz, welche die vollständigste und schnellste Sporenabtötung bewirkt. Viele Hautdesinfektionsmittel auf der Basis von Alkoholen sind gegenüber Sporen ungenügend wirksam. Die verdünnte Peressigsäure enthält oft noch 30 bis 40 Prozent Alkohol und Tenside in den Handelspräparaten und hat den Vorteil, dass sie ohne Rückstand schnell eintrocknet. Im Gegensatz zu den höherprozentigen alkoholischen Mitteln ist sie in den verwendeten Konzentrationen auch nicht brennbar.

Auch bei großtechnischen Desinfektionen ist sie das Mittel der Wahl. So wird sie in manchen Ländern wie England oder Italien bei plötzlich auftretenden infektiösen Abwässern unterschiedlichster Herkunft eingesetzt und findet auch Verwendung in Viehställen. Die Säure hat gegenüber dem Wasserstoffperoxid als Lösung den Vorteil, dass keine schnelle Zersetzung durch Eiter oder Blutreste mit Sauerstoffentwicklung erfolgen kann, da das Enzym Katalase hier nicht wirkt. Sie ist umweltverträglich, weil sie nur in Essigsäure und Wasser zerfällt.

In der DDR wurde sie ab den 1960er Jahren vielfältig verwendet, so als Hautdesinfiziens vor Injektionen unter dem Namen Wofasteril, gegen Pilzinfektionen und in der Viehzucht. Man erschloss sie im Zuge der Erforschung anderer Peroxide und erkannte schnell ihr überragendes Potential. Außerdem war sie äußerst billig. Das waren die Hauptgründe für die Produktion – nicht etwa ihre mögliche Rolle bei der Herstellung von Biowaffen, wie in mancher Literatur gemutmaßt wird, laut der die therapeutische Entwicklung nur ein Anhängsel war, das „zur Vernichtung“ des Produktionüberschusses diente.

Die heutige Anwendung der Peressigsäure zur Desinfektion von chirurgischen Instrumenten, die die gleiche Keimfreiheit wie eine Sterilisation mit Wasserdampf im Autoklaven erzeugt, passt auch perfekt mit der Methode der chemischen Raumsterilisation durch Dämpfe oder Versprühen von hochprozentigen Wasserstoffperoxid zusammen. Beide weisen eine hervorragende ökologische Bilanz auf und haben die Anwendung des ähnlich wirksamen, aber viel giftigeren Formaldehyds weitgehend abgelöst. Der stechende, essigsaure Geruch, der nur bei diesem Strukturtyp der Persäure (allgemeiner: Hydroperoxid) auftritt, ist bei den sehr verdünnten Lösungen kaum störend.

Nach den Untersuchungen von Baranger besaß das Peroxid des Chaulmoograöls ebenfalls Hydroperoxid-Gruppen im Molekül. Letztere sind durch die Struktur R-O-O-H gekennzeichnet, wobei das „R“ für einen organischen Rest mit Kohlenstoffatomen im Molekül steht.

In den 1990er Jahren wurden ähnliche Substanzen ohne Kenntnis der französischen Arbeiten durch einzelne Autoren erneut getestet und für die Krebstherapie in Patentschriften vorgeschlagen.

Ein sehr origineller Ansatz zur Behandlung stammt aus Australien und wurde von Holt im Jahre 1992 beschrieben. Ohne von den früheren Arbeiten zu wissen, stellte er in seinem Patent eine Behandlung vor, bei der ebenfalls Reduktionsmittel zur Peroxidspaltung eingesetzt werden und physikalische Energie zugeführt wird. Interessanterweise verwandte er keine Röntgen- oder andere harte Strahlung, sondern Wellen im Mikrowellenbereich. Sie werden heute allgemein bei Erkrankungen im HNO-Bereich eingesetzt, und gerade auf diese Anwendung ging er als Therapiebeispiel näher ein. Er bezog sich auf frühere, interessante Beobachtungen, dass Tumoren bei vorheriger Mikrowelleneinwirkung empfindlicher gegenüber einer nachfolgenden Röntgenbestrahlung sind.

Als Reduktionsmittel nutzte er verschiedene, ungiftige Schwefelverbindungen, die teilweise auch im Körper vorkommen. Von den erwähnten Hydroperoxiden hebt er zwei hervor, die ebenfalls großtechnisch für Synthesen in der organischen Chemie verwendet werden. Auch bei ihnen ist im Molekül des Wasserstoffperoxids ein Wasserstoff durch einen organischen Kohlenstoffrest ersetzt. Im Gegensatz zur Peressigsäure reagieren sie nur schwach sauer, wodurch sie in kleinen Mengen auch intravenös injiziert werden konnten, da hier die Katalase ebenfalls nicht angreift und sich kein Sauerstoff entwickeln kann. Es handelt sich um die Stoffe Cumolhydroperoxid und tert-Butylhydroperoxid, die beide einfacher als HMTD oder das Peroxid des Chaulmoograöls aufgebaut und schon um die 100 Jahre bekannt sind.

Bei den Versuchen wurde pro Tag ein Gramm von den Schwefelverbindungen intravenös zugeführt, wobei die eingespritzte wässrige Lösung eine Konzentration von etwa zwei Prozent hatte. Die Peroxide brauchten nur in Mengen von 50 mg pro Tag injiziert werden. Verwendet wurde eine Konzentration von 0,04 bis 0,15 Prozent in wässriger Kochsalzlösung. Hier gab es keinerlei Nebenwirkungen; weder von Erbrechen noch von Blutdruckänderungen wurde berichtet. Die Nieren-, Leber- und Blutwerte einschließlich der Elektrolyte blieben unbeeinflusst.

Über diese beiden Stoffe ist bekannt, dass sie in großen Mengen und als Reinsubstanz sehr wenig schleimhautverträglich sind, bei sonst aber insgesamt geringer Toxizität im Tiermodell (beide LD 50 um die 0,5 Gramm pro Kilogramm, bei der Ratte oder dem Kaninchen). Die Schleimhautreaktion entfällt aber völlig bei großer Verdünnung und in den angewendeten, winzigen und daher harmlosen Mengen. Dennoch ist das Dibenzoylperoxid mindestens zehnmal weniger giftig als beide Substanzen.

Als Kontraindikation gibt Holt an, dass die meisten herkömmlichen Zytostatika zur Krebsbehandlung, selbst wenn ihre Anwendung schon lange Zeit zurückliegt, die isolierenden Eigenschaften des normalen Gewebes zerstören. Normales und krebsartiges Gewebe seien dann elektrisch nicht mehr unterscheidbar, was für den Einsatz der Mikrowelle wichtig sei.

Sehr interessant erscheint zudem Holts Entdeckung, dass Alkohol, der auf das Areal des Tumors aufgetragen wird, die Wirkung zusätzlich verstärkt.

Der Autor wandte die Stoffe so an, dass er zuerst das Peroxid injizierte, weil, wie er erwähnt, dadurch reduzierende Enzyme vorteilhaft gehemmt würden. Nach der Injektion der Schwefelverbindung wurde sofort mit Mikrowellen bestrahlt, 1 bis 15 Minuten nach Applikation der Pharmaka. Holt gibt als besonderen Vorteil an, dass auf die harte Röntgenstrahlung generell verzichtet werden könne und der Eintrag an Energie völlig ausreiche.

Holt gibt als besonderen Vorteil an, dass auf die harte Röntgenstrahlung generell verzichtet werden könne und der Eintrag an Energie völlig ausreiche.

Zusätzlich geht er näher auf die Mikrowellentherapie ein. Bei dieser soll nur das Krebsgebiet oder der ganze Körper von drei bis vier Strahlern umgrenzt werden. Alle metallischen Gegenstände müssten mindestens zwei Meter von den Strahlern entfernt sein. Eingesetzt wird eine Energiemenge aller Strahler ab insgesamt drei Kilowatt, die aber acht Kilowatt nicht überschreiten sollte. Kinder tolerieren nur drei bis vier Kilowatt. Die verwendete Frequenz betrug zwischen 400-450 Megahertz (MHz), meist

434 MHz. Die Mikrowelle führt zu einer Erwärmung tieferer Gewebeschichten und diese Hyperthermie kann zumindest zum Behandlungserfolg beitragen. Sie wird später nochmals erwähnt.

Das Therapieschema umfasste insgesamt 3 bis 15 Anwendungen, die in der Regel alle zwei oder drei Tage durchgeführt wurden. Am Behandlungstag wurden nach Verabreichung der Substanzen jeweils ein bis fünf (durchschnittlich drei) Mikrowellenanwendungen von 5 bis 30 Minuten Länge durchgeführt und dazwischen Pausen von 5 bis 40 Minuten eingehalten. Die Länge richtete sich nach der Zeit, in der die Pharmaka im Krebsgebiet verblieben beziehungsweise wie lange sie im Blut unzersetzt zirkulierten.

Eine Messmethode zum Nachweis ist nicht angegeben, bei der Flüchtigkeit der Peroxide wäre allerdings die Gaschromatographie ausreichend, mit der auch Blutalkohol bestimmt wird. Zur Peroxidzersetzung verwendete man die auch natürlich vorkommende und essentielle Aminosäure L-Cystin, die durch Zugabe einer basischen Substanz (N-Methyl-D-Glucamin), die vom Traubenzucker (Glukose) abgeleitet ist, wasserlöslich gemacht und so injiziert werden konnte.

Der letztgenannte Stoff dient auch bei physiologischen Experimenten als Kochsalzersatz, kann aber selbst Zellmembranen nicht durchdringen. Daher kann nur das wasserlöslich gemachte L-Cystin in die Zellen diffundieren und zusammen mit dem Peroxid und der physikalischen Energie das Krebsgewebe zerstören.

Als Beispiel für die Therapiemethode führt Holt folgenden, eindrucksvollen Fall an:

> „PH, ein asiatischer Mann im Alter von 42 Jahren, wurde von einem HNO-Chirurgen untersucht, wobei seit etwa drei Monaten als Symptome eine Blockade im rechten Nasengang, eine Blutstauung sowie ein fauliger Geruch und Geschmack vorlagen. Die Untersuchung wies einen bösartigen Tumor

nach, der teilweise operativ entfernt werden konnte, sodass der Luftdurchgang wieder hergestellt wurde.

Die Zellanalyse zeigte einen wenig differenzierten Tumor, wie er typisch für einen primären Nasen-Rachen-Krebs ist, der häufig in Asien vorkommt und über lange Zeit nur schlecht auf konventionelle Therapien anspricht.

Die erste Therapie umfasste eine kombinierte Anwendung von Mikrowellenstrahlung und Röntgen bis zu einer Gesamtdosis von 6000 rad, die zunächst wirkte. Nach 4,5 Jahren gab es aber einen Rückfall, der durch Biopsie gesichert wurde.

Die zweite Behandlung war eine zytostatische Chemotherapie über drei Zyklen, die scheiterte.

Die dritte Behandlung umfasste eine Therapie aus Diät und Meditation in China und einen weiteren Zyklus der Chemotherapie, der wieder ohne Erfolg blieb. Zu dieser Zeit (ein Jahr nach dem Wiedererscheinen des Krebses) zeigten Biopsien aktive Tumoren an verschiedenen Stellen. So wurde an der ursprünglichen Stelle eine Geschwulst von vier Zentimetern festgestellt. Jetzt hatten sich auch große Metastasen im Nacken gebildet, die zahlreiche Lymphknoten befallen hatten, und durch Röntgen konnten weitere entartete Stellen in diesem Bereich sichtbar gemacht werden.

Die vierte Behandlung erfolgte entsprechend der Erfindung durch Anwendung der intravenösen Injektion von Cumolhydroperoxid mit nachfolgender Einspritzung der Lösung von L-Cystin. Unmittelbar danach begann die Mikrowellenanwendung mit drei Zyklen pro Tag mit einer Frequenz von 434 MHz. Bestrahlt wurde eine Fläche von der Schädeldecke bis unter das Brustbein.

Vier Strahler mit je 0,8 KW (insgesamt: 3,2 KW) wurden für jeweils fünf Minuten eingeschaltet, zwischen den Zyklen lagen 20-minütige Ruhepausen. Diese Behandlung wurde in einer dreiwöchigen Periode 15 Mal eingesetzt. Zwei Monate später folgte analog eine weitere dreiwöchige Behandlung. Schließlich wurde die Behandlungsserie mit einer letzten, dreiwöchigen Therapie nach weiteren vier Monaten Pause abgeschlossen.

Einen Monat nach der letzten Behandlung erbrachte die Diagnostik, dass alle Tumorstellen restlos beseitigt worden waren. Eine konsequente Nachuntersuchung in den nächsten sechs Jahren ergab klinisch und radiologisch keinen Nachweis eines Tumors, weder an der Primärstelle noch als Metastase: Der Patient ist seit dieser Zeit bei guter Gesundheit."

Keine der heutigen Therapiemethoden hätte diesen Fall heilen können. Umso größer ist das Unverständnis, dass hier keine Großforschung über das Verfahren betrieben wurde.

Keine der heutigen Therapiemethoden hätte diesen Fall heilen können. Umso größer ist das Unverständnis, dass hier keine Großforschung über das Verfahren betrieben wurde. Schon lange, seit 1992, hätte eine allgemeine Therapie daraus entwickelt werden können, die in jeder normalen HNO-Praxis zur Verfügung stehen könnte. Die Verwendung in anderen Körperregionen wäre die logische Folge. Wo blieb hier das Deutsche Krebsforschungszentrum in Heidelberg? Von entsprechenden Aktivitäten ist nichts überliefert.

Es bleibt eigentlich absurderweise nur die Schlussfolgerung, dass das Verfahren zu einfach und preiswert ist, weil es lange bekannte chemische Verbindungen nutzt, die im Gegensatz zu den immer teureren Neuentwicklungen der Pharmaindustrie keinen Profit von mehreren tausend Euro pro Behandlung versprechen. Doch diese hätten den beschriebenen Fall nicht geheilt.

Vielleicht könnte auch gebündelter (fokussierter) Ultraschall mit seinem punktgenauen Potential zur Hyperthermie innerhalb des Verfahrens bei Einzeltumoren anstelle der Mikrowelle eingesetzt werden, die Methode ergänzen und sogar ausweiten.

Alles in allem liegt hier ein ausgezeichnetes und einfaches Verfahren vor, das auf einzigartige Weise die Sensibilisierung durch das Peroxid mit Reduktionsmittel nutzt. Wieder einmal kann nur gesagt werden, dass es trotz aller bisherigen Nichtbeachtung wegen der Vermeidung von harter Strahlung, der Erfolge und gerade der preiswerten Therapie eingehend untersucht werden sollte. Man kann nur hoffen, dass es in Zukunft wieder mehr um den Patienten und die tatsächliche Therapie von tödlichen Krankheiten geht – wenn auch nur, weil sich das Gesundheitswesen die immer dreisteren Forderungen und Preise der Pharmaindustrie einfach nicht mehr leisten kann.

Ein zweites Patent des US-Erfinders R. Bodaness aus dem Jahr 1996 wirkt nicht ganz so detailliert und enthält auch keine Behandlungsbeispiele. Es beschreibt die Krebsbekämpfung als Zweistufenprozess, wobei zuerst das Peroxid appliziert wird, bei dem es sich entweder um ein (nicht näher bezeichnetes) organisches Peroxid oder Wasserstoffperoxid (inklusive seiner Salze) handelt. Diese sollen durch Metallverbindungen im Tumor gezielt zersetzt werden und dadurch das kranke Gewebe schädigen. Interessanterweise sollen mit der Methode auch Virusinfektionen bekämpft werden. Hier sollte man sich sofort an die Injektion des Peroxids bei Grippe durch die britischen Militärärzte erinnert fühlen, die meinten, dass die Zersetzung durch das Eisen des Hämoglobins in den roten Blutkörperchen erfolgt.

In der Tat nennt das Patent als Reduktionsmittel zum Aufbrechen der Peroxidbindung Metallionen, von denen die wichtigsten Eisen, Nickel, Mangan, Vanadium und Chrom sind. Dem Patent nach ist wichtig, dass organische Verbindungen als Komplex die Metalle binden; die Reaktionsprodukte werden dann angewendet. Die wichtigsten Strukturbestandteile sollen Porphyrine sein, die schon lange als Bausteine des Chlorophylls, des Hämoglobins und vieler weiterer Naturstoffe bekannt sind. Es wird nicht beschrieben, wie die Verbindungen gezielt im Krebsgewebe verteilt werden:

An dieser Stelle muss auf die mögliche Rolle der Metallionen bei der Peroxidzersetzung und -therapie näher eingegangen werden.

Der britische Chemiker Henry John Horstman Fenton (1854-1929) beschrieb schon 1876 eine chemische Reaktion, die er 1894 noch umfassender darstellte. Dabei ist die später nach ihm benannte Mischung (Fentons Reagenz) aus Eisensalz, Wasserstoffperoxid und Schwefelsäure sehr reaktiv und zerstört viele organische Verbindungen. Heute wird die Mischung großtechnisch zur Abwasserbehandlung eingesetzt und selbst Stoffe mit Chlor im Molekül, die sonst sehr stabil und zugleich schädlich für die Umwelt sind, werden so entgiftet.

Diese Modellreaktion mit ihrer hohen Konzentration und dem stark sauren Milieu wurde dann unkritisch auf den lebenden Organismus übertragen, wie es uns auch schon beim Abfangen der Radikale durch Antioxidantien begegnet ist. Durch die analoge Reaktion, bei der im Körper immer gebildetes Wasserstoffperoxid wieder zersetzt wird, sollten angeblich Eiweiße geschädigt werden, was zum unsäglichen Begriff des „oxidativen Stresses" im Rahmen der Harman-Theorie führte.

Natürlich lässt sich aus der Chemie der Peroxide heraus überhaupt nicht begründen, dass bei der hohen Verdünnung und dem milden, nicht stark sauren Milieu im Körper der Reaktionsablauf identisch ist. Eher das Gegenteil ist der Fall: Es konkurrieren auch andere natürliche Reduktionsmittel wie die Schwefelverbindungen um das in Zersetzungsreaktionen gebildete Wasserstoffperoxid, was Umsetzungen ohne das Auftreten von Radikalen wahrscheinlich macht. Eine andere Sache ist, dass die Wirkungsverstärkung durch Eisensalze als Reduktionsmittel im Gemisch mit dem schon erwähnten und im Anschluss beschriebenen

Artemisinin tatsächlich bewiesen ist. Bei Fentons Reagenz selbst konnte die Reaktionsfolge aber nicht abschließend geklärt werden.

Auffällig ist jedenfalls, dass in jedem späteren Artikel über die Kombination aus Artemisinin und Eisensalzen bei Krebs das Bodaness-Patent nicht erwähnt wird, es wohl wieder aufgrund mangelhafter Literaturrecherche gar nicht bekannt war.

Da das Patent den Eindruck vermittelt, dass sich die organischen Metallkomplexe besonders gut im Tumorgewebe ablagern, sollten sie bei den Untersuchungen, in denen anorganisches, einfach gebautes Eisensalz als Reduktionsmittel für Peroxide verwendet wird, vergleichend eingesetzt werden. Vielleicht lassen sich noch Wirkungssteigerungen erzielen.

Generell aber erscheint der Weg, den die Franzosen einschlugen, als der hoffnungsvollste: Im Gegensatz zum Eisensalz sind die von diesen verwendeten organischen, selbst gegen Krebs wirksamen Reduktionsmittel wie das erwähnte Geranylhydrochinon nämlich in den unterschiedlichsten Applikationen anwendbar und aufgrund ihrer Strahlenschutzeigenschaften gerade bei der kombinierten Behandlung die bessere Wahl.

Artemisinin – ein sehr vielseitiges, natürlich vorkommendes Peroxid

Das Artemisinin steht als natürlich vorkommendes Peroxid seit 2005 auf der Liste der „Essentiellen Arzneistoffe“ der WHO. Die Substanz ist noch viel bedeutender als das Dibenzoylperoxid, weil sie mittlerweile das wichtigste Malariamittel geworden ist. 2010 starben insgesamt etwa 650.000 Menschen an dieser weltumspannenden Infektionskrankheit; aktuell sollen 225 Millionen in den Entwicklungsländern erkrankt sein.

Bevor diese Entwicklung näher geschildert wird, soll noch eine wichtige Beobachtung aus den Untersuchungen von Lefévre zum Thema Peroxide bei Malaria erwähnt werden. In der Literatur wird es immer so dargestellt, als ob das Artemisinin das erste reine Peroxid war, das in einem lebenden Organismus einen Malariaerreger hemmen konnte.

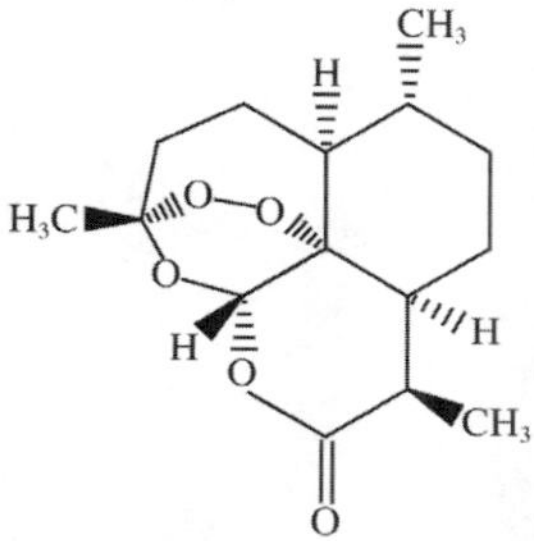

Strukturformel von Artemisinin

Tatsächlich aber traf in den Tierversuchen zur Implantation des Rous-Sarkoms bereits das HMTD auf einen Malariaerreger, den parasitären Einzeller Plasmodium gallinaceum. Dieser befällt Vögel, speziell Hühner, und ist eng verwandt mit den drei Arten, die auch Menschen infizieren: Plasmodium malariae, P. falciparum und P. vivax. Wie die menschlichen Parasiten wird dieser tierische Erreger ebenfalls durch Chinin abgetötet. Lefévre und Mitarbeiter testeten diesen Modellorganismus, weil er interessanterweise das Immunsystem stimuliert und die Hühner mit Rous-Sarkom nach der Vireninfektion länger überleben. Diese Erkenntnisse waren auch das Ergebnis aus der historisch wichtigen Malariatherapie am Menschen. Mit dieser heilte der Wiener Psychiater und Neurologe Julius Wagner-Jauregg (1857-1940) 1917 erstmalig Kranke mit Progressiver Paralyse, die späte Symptomatik der Syphilis im Gehirn (Neurolues), nachdem er selbst schon 30 Jahre vorher den Vorschlag dazu gemacht hatte. Er beobachtete bereits 1883, dass eine natürliche Malaria-Infektion die Progressive Paralyse aufhalten konnte. Die zuerst neun Kranken wurden mit dem Blut eines Malariakranken infiziert, später dann auch Malariaerreger kultiviert und zusammen mit der neuen, speziell gegen Syphilis wirksamen Substanz Salvarsan appliziert. Mit einer Erfolgsrate von 80 Prozent bei totaler Rückbildung (Remission) beim ersten Auftreten der Symptome war die Therapie weit wirksamer als alle vorher getesteten. Der Psychiater bekam dafür 1927 den Nobelpreis für Medizin. Die Wirkung lässt sich mindestens zum Teil auf die Überwärmung des Körpers (Hyperthermie) bei den Fieberschüben

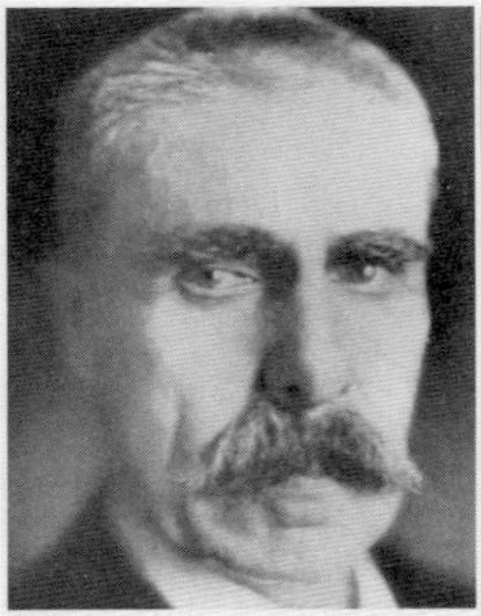

Julius Wagner-Jauregg

zurückführen. Diese werden durch das Antimalariamittel Chinin beendet.

Als die Hühner mittels einer intravenösen Injektion von 22 Millionen Erregern infiziert wurden, überlebten sie 15 Tage anstelle der elf Tage bei ausschließlicher Virusinfektion. Sie starben dann meist an der Malaria; die Sarkome kamen später und waren kleiner. Verabreichte man Chinin, überlebten sie noch länger. HMTD hatte bei den mit dem Virus infizierten Hühnern die Überlebenszeit vergrößert, bei der gemeinsamen Testung mit Malaria wurde diese noch weiter verlängert. Die Hühner reagierten ganz ähnlich wie nach Chiningabe – was bedeutet, dass sich hier erstmalig im Tierversuch eine Wirkung eines Peroxids gegen den Malariaerreger gezeigt hatte, die der des Chinins ähnelte!

Lefévre war damit dem therapeutischen Einsatz von Peroxiden gegen Malaria sehr nahe. Bedauerlicherweise wurde nur in Richtung Krebstherapie weiter vorgegangen, sodass diese Beobachtung aus dem Blickwinkel geriet. Sicher war hier auch noch keine Spezialisierung auf menschliche Malaria vorhanden, was aber durch Kooperation, zum Beispiel mit dem berühmten Pasteur-Institut in Paris, hätte erreicht werden können. Das Peroxid des Chaulmoograöls wurde leider nicht in der Kombination mit Malaria getestet, auch nicht das Geranylhydrochinon – sinnvollerweise hätten sie in diesem Rahmen überprüft werden sollen.

Die Wirkung des HMTD erscheint hier besonders bemerkenswert, da andere synthetische Peroxide nach dem Artemisinin getestet wurden und in den allermeisten Fällen keine Wirkung zeigten. Die einfach zu synthetisierende Substanz erscheint als aussichtsreicher Kandidat für die Anwendung bei der Malaria des Menschen. Allerdings müsste das wässrige Suspensionsgel in den Tropen gekühlt werden, was bei den sehr schlechten medizinischen Standards derzeit unmöglich ist. Vielleicht gibt

Artemisia ánnua L. Annual Wormwood.

Artemisia annua L. Sp. Pl. 847. 1753.

Annual, glabrous throughout, much branched, 2°–5° high. Leaves 2′–6′ long, finely 2–3-pinnately dissected into very narrow short, obtuse lobes, the lower and basal ones slender-petioled, the upper sessile and less divided, but none of them entire; heads very numerous, about 1″ broad, drooping, borne on very slender peduncles of about their own length or less; involucre hemispheric, glabrous, its bracts few, ovate to oblong; receptacle glabrous; flowers commonly all fertile.

In waste places, Ontario to New Hampshire, Virginia, West Virginia, Tennessee, Kansas and Arkansas, a bad weed in some places. Adventive or naturalized from Asia. Summer.

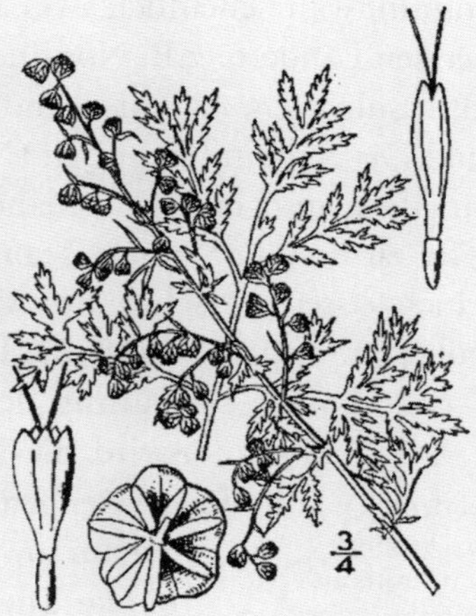

Botanische Beschreibung der Artemisia annua in den USA vor 1900, die dort als „schlechtes Unkraut auf einigen Plätzen“ bezeichnet wird.

es bei dem Stoff aber auch Verdünnungen auf nicht wässriger Basis, die die Explosivität ausschalten. Es wäre gut möglich, dass die Substanz schon in sehr kleinen Dosierungen wirkt, weil sie im Molekül eine deutlich höhere Konzentration an Peroxidgruppen besitzt als das Artemisinin. Bei einer nachgewiesenen Wirksamkeit könnten aber auch neue Syntheseprodukte mit ähnlichen Strukturelementen kreiert werden, die möglicherweise stabiler und weniger explosiv sind. Durch den chronischen und bei weitem noch nicht ausreichenden Bedarf an immer effektiveren Malariamitteln wären solche Untersuchungen auf alle Fälle wichtig.

Das Artemisinin kommt im Einjährigen Beifuß Artemisia annua L. neben einer Vielzahl anderer Substanzen mit verwandter aber auch differenter Struktur vor. Die Pflanze darf nicht mit dem Gewöhnlichen Beifuß verwechselt werden, der in der Küche verwendet wird und als verwandte Art in der gleichen Gattung Artemisia steht (Familie der Korbblütler). Sie stammt wahrscheinlich aus China und wächst heute dort und in angrenzenden Ländern (z.B. Nordindien). Die Art gelangte nach Südosteuropa, also Bulgarien, Albanien und Rumänien und wurde auch in Österreich und Deutschland heimisch (Neophyt). Wie schon der Name sagt, ist sie einjährig und in Deutschland vor allem entlang der Elbe gelegentlich wild zu finden. Sie liebt Standorte wie die Elbauen, die im Winter mit Hochwasser überschwemmt sind und im Sommer stark austrocknen, bei hoher Luftfeuchte durch die Flussnähe.

Seitdem die Bedeutung des Artemisinins als Malariamittel erkannt wurde, wird die Pflanze in verschiedenen Ländern in größeren Mengen angebaut. Hier sind vor allem China und Vietnam sowie in Afrika Kenia und Tansania zu nennen. Im Laufe der Zeit sind die Nährstoffanforderungen der Pflanze in Zusammenhang mit der Bildung des Peroxids immer besser verstanden worden. Wie bei allen Pflanzen und weiteren Organismen, etwa Pilzen, sind die Mengen der in ihnen enthaltenen Wirkstoffe variabel. Das Ziel ist, Pflanzen mit einem möglichst hohen Anteil an Arzneistoffen zu kultivieren. Dieser kann durch das Saatgut selbst, die zugeführten Nährstoffe, die Wachstumsbedingungen und den Zeitpunkt der Ernte entscheidend beeinflusst werden. So fand man bei der Pflanze, dass eine Zucht bei 20 Grad mehr Wirkstoff erbringt als bei 30 Grad. Ein gewisser Salzgehalt der Böden genau wie Spuren an Bor und Eisen fördern die Bildung des Artemisinins in den Blättern; ausreichende Mengen an Phosphor und Stickstoff verbessern sowohl das Wachstum als auch die Akkumulation des Wirkstoffes in der Pflanze. Ein Hektar Anbaufläche liefert ein bis zwei Tonnen Blätter, aus denen sich zwei bis drei Kilo Extrakt gewinnen lassen. Der Anteil des Artemisinins in den Blättern kann zwischen 0,1 und 1,4 Prozent variieren!

Seitdem die Bedeutung des Artemisinins als Malariamittel erkannt wurde, wird die Pflanze in verschiedenen Ländern in größeren Mengen angebaut.

Die Zucht des Einjährigen Beifußes dauert sechs Monate und die Verarbeitung zum Wirkstoff weitere zwei bis fünf Monate. Er ist nicht unbegrenzt in den Blättern haltbar und sollte daher schnell separiert werden. Bei der Trocknung der Blätter ist ein schnelles Erwärmen auf 80 Grad ohne Sonnenlicht und Gebläse am günstigsten, während Temperaturen um die 50 Grad wegen der längeren Trockendauer den Wirkstoffgehalt der trockenen Blätter senken. Letztlich werden die trockenen Pflanzenteile mit speziellem Benzin oder ähnlichen, unpolaren Lösungsmitteln extrahiert und danach verschiedene Methoden zur Abtrennung und Reinigung des Artemisinins von den Begleitstoffen angewendet. Aufgrund des aufwendigen Verfahrens ist der Wirkstoff bis heute sehr teuer.

Das Artemisinin hat eine komplizierte Struktur als das HMTD und enthält auch keinen Stickstoff im Molekül. Es kann bis heute nicht durch eine rein chemische Synthese im technischen Maßstab synthetisiert werden. Die anderen, bisher besprochenen Peroxide sind leichter zugänglich. Aufgrund der Bedeutung des Wirkstoffs hat sich daher eine riesige Pflanzenzucht auf der Welt etabliert, die auch vielen Menschen in den sehr armen Gebieten Lohn und Brot liefert. Bisher kann der Bedarf aber bei weitem nicht gedeckt werden.

Erst vor kurzem wurde bekannt, dass eine Synthese möglich ist, die halbsynthetisch durchgeführt wird. In Nährkulturen von Hefen wird die Artemisininsäure als Vorstufe auf biologischer Basis produziert, die nach der Abtrennung und Reinigung in einem rein photochemischen Prozess mit Sauerstoff und Licht das Artemisinin bildet. Solche Synthesen zur Peroxidbildung sind bei anderen Substanzen schon lange bekannt. Artemisininsäure fällt bisher als natürliches, ungenutztes Nebenprodukt in zehnfach höherer Menge bei der Extraktion des Artemisinins an. Somit ist außerordentlich wahrscheinlich, dass sie die Pflanze auf analoge Weise mittels Licht und Sauerstoff herstellt.

Natürlich ist auch eine Weiterverwendung der in der Pflanze produzierten Säure möglich, die Hefekultur wird sich aber auf alle Fälle aufgrund der schnelleren und konzentrierteren Anzucht durchsetzen. Es scheint, als ob dadurch der Wirkstoff in kurzer Zeit preiswert großtechnisch hergestellt werden kann. Der Prozess würde jeweils nur wenige Tage in Anspruch nehmen und man könnte schnell den gesamten Weltbedarf decken. Im Gespräch sind ca. 800 Reaktoren zur photochemischen Umsetzung. Die Produktion wird dann naturgemäß in den Industriestaaten ablaufen. Auf der Strecke bleiben die einheimischen Pflanzenzüchter, weil die Kultivierung durch die variablen Klimabedingungen, die lange Zeit und die nötige Herstellung und Aufarbeitung riesiger Mengen an Trockenmaterial unrentabel werden wird.

Das so hergestellte Artemisinin ist ein weißes, in Wasser unlösliches Pulver, das bei 152 Grad Celsius unter Zersetzung schmilzt. In der ungewöhnlichen, sogenannten Sesqui-Terpen-Struktur befindet sich die Peroxidgruppe -O-O-, die für die Wirkung gegen Malaria und weitere Erkrankungen verantwortlich ist. Im Vergleich zum chemischen Gesamtmolekül kommt diese Gruppe hier nur in geringem Mengenanteil vor, auch im Vergleich zum Dibenzoylperoxid. Daher kann vorausgesagt werden, dass das Artemisinin trotz aller Wirksamkeit noch nicht das ideale Peroxid zur Malariatherapie darstellt. Diese „Verdünnung" der Peroxidgruppe bewirkt allerdings, dass der Wirkstoff bei der Handhabung harmlos ist und bei schnellem Erhitzen bloß noch sehr schwach verpuffen kann.

Das Artemisinin ist wie das Dibenzoylperoxid ungiftig und die LD 50 bei Versuchstieren liegt analog bei um die fünf Gramm pro Kilogramm Körpergewicht.

Auch die Geschichte der Erforschung des Wirkstoffes ist eine nähere Betrachtung wert. Der Gebrauch der Pflanze gegen Malaria lässt sich für China mindestens 1.700 Jahre zurückverfolgen. Eine Schrift, datiert auf 168 Jahre vor Christus, die in einem Grab in Mawangdui aus der Zeit der Han-Dynastie gefunden wurde, beschreibt erstmalig die Pflanze als Arznei. In der Mitte des 4. Jahrhunderts erwähnt Ge Hong das erste Mal eine Wirkung gegen die Malaria und benennt in seinem Buch 42 weitere

Therapien gegen diese Erkrankung. Diese Behandlungsformen gerieten aber irgendwann in Vergessenheit.

Am 23. Mai 1967 kreierte dann die chinesische Armee das „Projekt 523", um eine effektive Malariatherapie zu finden. Im Jahre 1971 beobachtete man nach dem Testen von tausenden chinesischen Pflanzenarten, dass ein Ätherextrakt aus der getrockneten Pflanze Mäuse, die künstlich mit Malaria infiziert wurden, und dann auch Affen kurieren konnte. Daraufhin gelang es der pharmazeutischen Chemikerin Tu Youyou im Jahr 1972, den Wirkstoff erstmals rein darzustellen. Sie prüfte die Substanz („Quinghaosu") an sich selbst – mit der Erkenntnis, dass sie sicher war. Im Westen bürgerte sich der Namen Artemisinin nach der schon lange benannten Pflanzengattung ein.

Erst 1979 wurde in einer chinesischen pharmazeutischen Zeitschrift die Struktur und Wirkung des Stoffes publiziert. Westliche Forscher zweifelten in ihrer Arroganz die veröffentlichte Formel an, da das Molekül durch die Peroxidgruppe zu instabil erschien. Dabei waren in der chemischen Literatur schon über 100 Jahre weitgehend stabile Peroxide neben gefährlichen Vertretern beschrieben worden. Auch hier begegnet uns wieder die mangelhafte Literaturkenntnis, gepaart mit Herablassung.

In den 1980er Jahren versuchte die WHO, Kontakt mit den chinesischen Wissenschaftlern und Behörden bezüglich der Substanz aufzunehmen, erhielt jedoch eine Abfuhr. Man fürchtete in China zu dieser Zeit, dass die Erkenntnisse im Westen schnell vermarktet werden würden, da auch die WHO von den US-Amerikanern dominiert war und in der Organisation sogar militärische Personen vertreten waren. Das chinesische Programm war auch deshalb ins Leben gerufen worden, weil im Vietnamkrieg offenkundig geworden war, wie viele Opfer die Malaria in Asien forderte und wie stark sich bereits Resistenzen gegenüber herkömmlichen Wirkstoffen herausgebildet hatten. So konnte das Artemisinin erst nach dem Ende des Kalten Krieges seine unvergleichliche Karriere starten.

Um die Wirkung der Substanz bei Malaria verständlich zu machen, ist es wichtig, zunächst den Krankheitsprozess darzustellen. Die einzelligen Parasiten werden durch den Stich der weiblichen Stechmücken (Moskito) der Gattung Anopheles übertragen. In der Antike waren auch in Italien große Gebiete verseucht, so die Sümpfe im Gebiet des heutigen Venedigs, das in dieser Zeit noch nicht existierte. In Mitteleuropa gab es sie ebenfalls in der Nähe von Sumpfgebieten, und angeblich waren Albrecht Dürer (1471-1523) und Friedrich Schiller (1759-1805) an der Malaria erkrankt – Dürer soll sogar daran gestorben sein.

Heute sind weite Infektionsgebiete der Tropen und Subtropen in Asien, Afrika, Mittel- und Südamerika (Norden) mit großen Mengen an Malariamedikamenten zu versorgen, wobei die Resistenzen gegenüber den herkömmlichen Wirkstoffen wie Chinin oder Chloroquin je nach Gebiet unterschiedlich ausgeprägt sind.

Nach Reisen in diese Gebiete erkranken jedes Jahr etwa 900 Deutsche, von denen drei bis acht an der Krankheit sterben. Sie wird dann oft als Grippe mit hohem Fieber verkannt. Jeder Reisende aus den Tropen mit nachfolgendem, plötzlichem Fieber ist als Krankheitskandidat zu werten und muss untersucht werden. In seltenen Fällen kommt es zur „Flughafen-Malaria", bei der einzelne Mücken ins Land geschleppt werden. Es gibt keine Ansteckungen von Mensch zu Mensch, höchstens im Mutterleib bei einer infizierten Mutter. Natürlich besteht auch rein theoretisch ein Risiko bei Bluttransfusionen und bei Arbeitsunfällen mit den Parasiten im Labor.

Die Erreger haben als Sporentierchen einen komplizierten Lebenszyklus, der hier nur kurz gestreift werden kann. Beim Stich der Mücken bewirkt ein Hemmstoff der Blutgerinnung, ähnlich wie bei Zecken oder Blutegeln, dass das Blutsaugen und damit gleichzeitig die Injektion der Erreger nicht gestört wird. Der Mensch ist der Zwischenwirt im Zyklus des Erregers, dessen vegetative Form, die Sporozoiten, zunächst in die Leber gelangen. Dort reifen die Erreger zum Leberschizonten heran, der in mehrere Merozoiten zerfällt, die sich wieder in die Blutbahn begeben.

Einige Erreger verbleiben, vom Immunsystem unentdeckt, in der Leber und können noch nach Monaten bis Jahren Rückfälle auslösen. Die freigesetzten Merozoiten befallen die roten Blutkörperchen, vermehren sich und bilden Ringformen, die sich nochmals verwandeln und zum Schluss die geschlechtliche Form bilden. Diese Gametozyten nun gehen bei einem erneuten Stich der Mücken wieder in diese über und verwandeln sich dort mehrfach, bis neue Sporozoiten gebildet werden.

Die Infektion der roten Blutkörperchen als Sauerstoffüberträger führt zu den klinischen Symptomen, die besonders bei Kleinkindern tödlich sein können. Diese Erythrozyten sind mit den Erregern infiziert und setzen, wenn sie schließlich platzen, Gifte frei, die dann Zytokinine bilden, welche sowohl die Fieberschübe als auch eine Absenkung des Blutzuckerspiegels hervorrufen. Beide Symptome sind besonders belastend für Kinder.

Bei hohen Konzentrationen an Parasiten kommt es zur vorzeitigen Auflösung der Blutkörperchen mit beschleunigter Freisetzung giftiger Produkte der Erreger und schließlich zur Blutarmut (Anämie) mit Störung des Sauerstofftransportes im Körper.

Der Stoff Artesunat ist im Gegensatz zu Artemisinin wasserlöslich und kann damit oral besser aufgenommen sowie als Injektion angewendet werden.

Das Artemisinin nun greift in den Blutkörperchen die Parasiten an; das Eisen darin spielt dabei eine Schlüsselrolle. Neuerdings vermutet man auch, dass das Artemisinin spezielle Enzyme der Erreger hemmt. Hier ist der gleiche Komplex von Bedeutung, der schon 1920 in den Überlegungen der britischen Militärärzte beim Wasserstoffperoxid eine tragende Rolle spielte!

Für die medikamentöse Anwendung wurden am Molekül des Artemisinins kleinere chemische Veränderungen vorgenommen. Das Ziel waren halbsynthetische Abkömmlinge (Derivate) mit verbesserter Löslichkeit und Bioverfügbarkeit, wobei die Peroxidgruppe und ihre unmittelbare Umgebung als Wirkungszentrum erhalten blieb.

Der Stoff Artesunat ist im Gegensatz zu Artemisinin wasserlöslich und kann damit oral besser aufgenommen sowie als Injektion angewendet werden. Auch als Zäpfchen wird die Substanz, die ebenfalls auf der Liste der „Essentiellen Arzneistoffe“ steht, verabreicht. Nachteilig erscheint im Vergleich zur Ursubstanz das schnellere Absinken des Wirkstoffspiegels.

Ein weiterer Abkömmling, der es gleichfalls in die Arzneiliste geschafft hat, ist der Arthemether. Die Substanz löst sich wie Artemisinin in Fetten, aber nicht in Wasser. Sie wird vollständiger resorbiert, hat aber nur eine kurze Halbwertszeit von zwei Stunden im Körper. Der Stoff kann ebenfalls als Zäpfchen und als Injektion zur Wirkung gebracht werden.

Schließlich gibt es noch das Artemotil, das als fettlösliche Substanz in Sesamöl nur bei geschwächten Patienten per Injektion in den Muskel angewendet wird und vorteilhafterweise eine sehr lange Halbwertszeit im Körper von 20 Stunden aufweist.

Die Variationen sind natürlich typisch für eine moderne Pharmaforschung, die Stoffe mit noch besseren Eigenschaften zu gewinnen und anzuwenden sucht. Man wollte den knappen Wirkstoff außerdem in Abkömmlinge mit geringerer Wirkmenge bei gleicher Anwendung abspalten und ihn dadurch für mehr Patienten zugänglich machen.

Durch die verbesserte Resorption sind die Abkömmlinge etwas giftiger als das Artemisinin, aber die Toxizität ist im klinischen Sinne eher gering und liegt bei den Versuchstieren in der gleichen Größenordnung wie die der beiden einfachen Peroxide aus dem Patent von Holt. So zeigte das Artesunat eine LD 50 von 0,5 bis 1 Gramm pro Kilogramm und der Artemether Werte um 0,25 Gramm, etwas different je nach Versuchsanordnung und Tier (Maus, Ratte, Hund).

Die Tagesdosis des Artemisinins liegt je nach Schweregrad der Malaria zwischen 0,5 und 3 Gramm, wobei die Therapien drei bis sieben Tage dauern. Wegen der besseren Resorption wird bei den Abkömmlingen mit niedrigeren Mengen unter ein Gramm dosiert. Für das Artemotil etwa stehen Tagesdosierungen als Einmalinjektion von 50 bis 150 mg in Sesamöl zur Verfügung.

Entsprechend den Empfehlungen der WHO werden die Substanzen nur in Kombination mit anderen, länger wirkenden Malariamitteln angewendet. Hier sind Additionen oder sogar eine Potenzierung der einzelnen Wirksamkeiten zu beobachten.

Das Artemisinin wirkt nicht gegen alle Formen des Malariaerregers, sondern hauptsächlich auf die Parasiten in den Erythrozyten. Trotz aller Erfolge ist die Therapie daher noch immer nicht ideal und es wird seit vielen Jahren an einer Impfung gearbeitet, was sich aber gerade wegen der so verschiedenen Erregerformen schwierig gestaltet. Alle paar Jahre erscheinen Meldungen über einen Durchbruch, der bis heute nicht gelungen ist.

In Zukunft könnte problematisch werden, dass der Malariaerreger eine Resistenz gegen das Artemisinin und seine Abkömmlinge entwickelt. Im Jahre 2008 beobachtete man in Asien bereits, dass die Parasiten vermindert auf das Mittel ansprachen: In Nordthailand waren zwei Tage zur Bekämpfung nötig, in Kambodscha dauerte es beim gleichen Erreger und identischer Dosierung schon vier Tage. Ähnliche Nachrichten gab es 2009 und 2011, eine vollständige Resistenz wurde aber glücklicherweise noch nie beobachtet. Vor allem deshalb rät die WHO dringend von einer Monotherapie mit diesen Peroxiden ab und empfiehlt verschiedene Kombinationen.

Wahrscheinlich ist es auf den komplizierten Entwicklungszyklus mit einer Vielzahl zur Verfügung stehender Stoffwechselwege zurückzuführen, dass es den Erregern in der Vergangenheit immer wieder gelang, gegen die gängigen Antimalariamittel Resistenzen auszubilden. Deshalb wurden so große Kapazitäten in die Erforschung und Entwicklung des Artemisinins als Arzneimittel gesteckt.

Trotz der hier dargestellten weiteren Möglichkeiten sollten diese pflanzlichen Peroxide wegen der potentiellen Resistenzbildung möglichst nur für die Malariatherapie reserviert bleiben, auch weil bei anderen Krankheitsbildern andere Peroxide mit besseren Eigenschaften zur Anwendung kommen können.

Im Zuge der umfassenden Erforschung des Artemisinins und seiner wasserlöslichen Abkömmlinge wurde und wird auch deren Verhalten gegenüber verschiedenen Krebszellen überprüft – die Untersuchungen begannen in den 1990er Jahren und dauern bis heute an. Wie bei den früheren klinischen französischen Untersuchungen mit den beiden synthetischen Peroxiden wurden auch hier Hemmeffekte bei praktisch allen getesteten Zellen erreicht. Die getesteten Linien bestanden aus Zellen von Tumoren folgender Organe: Lunge, Darm, HNO, Pankreas, Gehirn, Leber, Haut (Melanom), Nervensystem, Brust, Prostata, Eierstöcke und Blut (Leukämie). Beim Zusatz von Eisensalzen als Reduktionsmittel wurde die Hemmwirkung noch gesteigert. Bemerkenswerterweise wurde die Strahlenempfindlichkeit von Zellen eines Hirntumors (Gliom) durch die Substanzen erhöht – wiederum eine Parallele zu den erfolgreichen klinischen Erfolgen aus Frankreich sowie den deutschen und später japanischen Versuchen mit Wasserstoffperoxid. Bei Tierversuchen mit Artemisinin und seinen Verwandten kam es zu ähnlichen Resultaten, so bei Implantationen von experimentellen Tumoren auf Mäuse und Ratten, bei denen ein verzögertes Wachstum mit kleineren Tumorausprägungen erreicht werden konnte.

Trotz dieser ermutigenden Ergebnisse wurden bis jetzt allerdings nur wenige klinische Versuche durchgeführt – obwohl der zusätzliche Vorteil bestand, dass die Wirkstoffe schon sehr gründlich untersucht worden waren und bereits eine Zulassung als innerliches Malariamittel vorlag.

Interessant ist dabei, welche Schwierigkeiten deutsche Forscher hatten, durch die Pharmaindustrie Unterstützung für ihre Studien zu erhalten. Der Markt für die herkömmlichen Zytostatika ist bereits klar aufgeteilt. Man ist nicht bereit, eventuelle neue Konkurrenz aus der Pflanzenforschung zuzulassen. So produziert der Pharmariese Sanofi zwar das Artesunat als

Mittel gegen Malaria, ist aber nicht gewillt, in den Markt für Krebsmittel einzusteigen. Von dort ist daher keine finanzielle Unterstützung zu erwarten. Hier wird deutlich, dass eine gezielte Abschottung neue Mittel und Verfahren verhindern soll. Immerhin zeigte das kleinere belgische Unternehmen Dafra Pharma, das ebenfalls Malariamittel herstellt, Interesse an den Krebsstudien.

Diese ergeben bisher zwar ein differentes Bild; die bisherigen Erfolge können sich aber durchaus sehen lassen. So wurde ein Melanom im Auge erfolgreich therapiert, ein zweites konnte bei einem weiteren Patienten verkleinert werden. Die Tumoren hatten auf herkömmliche Zytostatika zuvor überhaupt nicht angesprochen, was zeigt, dass Melanome, im Einklang mit den Erkenntnissen zum Wasserstoffperoxid und zu dessen Vorläufer Vitamin C, generell besonders empfindlich gegenüber Peroxiden sind. Auch bei Tumoren im Hals sowie in der Leber, der Brust, im Pankreas, des Darmes und der Gebärmutter sowie bei Leukämien wurden die Wirkstoffe eingesetzt, allerdings auch meist herkömmliche Zytostatika zugesetzt. Das macht die Bewertung der Erfolge schwierig, zumal hier wieder Wechselwirkungen möglich sind und eine Addition der Wirkungen keinesfalls erwiesen ist. Die Untersucher gingen dabei von der Prämisse aus, dass niemandem die Möglichkeit genommen werden sollte, sich schulmedizinisch behandeln zu lassen. Damit wurde allerdings die Chance minimiert, endlich eine Chemotherapie ohne potentiell lebensbedrohliche Nebenwirkungen zu entwickeln.

Die Vorgehensweise der Franzosen erscheint da sinnvoller: Sie kombinierten ihre Peroxidtherapie nur mit Bestrahlung und/oder dem Geranylhydrochinon und konnten so einen objektiven Überblick über die Nebenwirkungen erhalten, die zudem positiv waren. Interessanterweise taucht das Geranylhydrochinon in einem deutschen Patent von 1995 nur als orales Mittel gegen Magengeschwüre auf! Es sollte unbedingt erneut in Peroxidtherapien angewendet werden.

Bei ein paar chinesischen und amerikanischen Untersuchungen, in denen 400 bis 800 mg pro Tag in einer Zeit von sechs bis zwölf Monaten empfohlen werden, wurden nur Artemisinin oder dessen Abkömmlinge ohne Zusatz von Zytostatika verwendet. Vielleicht auch aus letzterem Grund unterscheiden sich deren Ergebnisse wie folgt von den französischen:

1. Als Nebenwirkungen werden Kopfschmerz, Benommenheit und Schwäche genannt. Hingegen wurden guter Appetit, Gewichtszunahme und eine antidepressive Wirkung nie beobachtet.
2. Man ist auf die Zugabe von Eisensalzen fixiert. Offensichtlich ist die Peroxidbindung im Molekül tatsächlich stabiler als bei den in den französischen Studien verwendeten Peroxiden.
3. Es wird empfohlen, nach einer Strahlentherapie 30 Tage zu warten, bis Artemisinin angewendet wird. Angeblich werde bei der Bestrahlung das Eisen aus dem Tumor in die Umgebung freigesetzt, wodurch das Peroxid nicht wirken könne.

Damit sollte klar sein: Artemisinin und seine nahen Verwandten sind bei der Krebstherapie nur Peroxide zweiter Wahl.

Damit sollte klar sein: Artemisinin und seine nahen Verwandten sind bei der Krebstherapie nur Peroxide zweiter Wahl.

Inzwischen kennt man auch viele natürliche Peroxide. Der erste bekannte Stoff war das Ascaridol, das schon 1895 im Wohlriechenden Gänsefuß (Dysphania ambrosioides) aufgefunden wurde. Etwa ab 1900 fand der Stoff Anwendung als Wurmmittel (Anthelminthikum), wobei die Pflanze schon vorher volksmedizinisch über eine lange Zeit in Verwendung war. Damit konnten Bandwürmer und andere Parasiten beim Menschen, bei Hunden, Katzen, Pferden und Schweinen abgetötet werden. Heute wird es nicht mehr verwendet, da es als Abkömmling vom Terpen recht giftig ist und auch Allergien auslösen kann. Anzumerken ist aber, dass es in vitro Krebszellen abtötet.

Im Jahre 2008 hat V. M. Dembitsky aus Jerusalem einen vom *European Journal of Medicinal Chemistry* erbetenen Übersichtsartikel über bioaktive Peroxide verfasst. In diesem werden mehr als 600 Peroxide genannt, die bisher aus Pflanzen und sogar aus tierischen Organismen der Meere isoliert werden konnten. Als Wirkungsrichtungen erwähnt die Autorin Bakterien, Krebs und Malaria. Sie benennt darüber hinaus mehr als 280 natürlich vorkommende und synthetische Peroxide, bei denen solche Wirkungen bereits beschrieben wurden – an Erregern oder Krebszellen, leider fast ausschließlich in vitro. In dieser langen Aufzählung sind Stoffe zu erwarten, die es für diese Anwendungsbereiche bis zum angewendeten Arzneistoff schaffen könnten. Allerdings haben einige der aufgeführten Peroxide komplizierte Strukturen, die einer rein chemischen Synthese im technischen Maßstab kaum zugänglich sind. Und auch in diesem umfassenden Artikel werden die Peroxide der französischen Untersuchungen und die Stoffe aus dem australischen Patent nicht erwähnt und sind der Verfasserin sicher unbekannt.

Wie oben erwähnt, sollte das Artemisinin für die Malariatherapie reserviert bleiben. Ich habe an dieser Stelle die krebshemmenden Eigenschaften dieses Peroxids – und anderer Peroxide – aufgegriffen, um das Augenmerk am Ende des Abschnitts erneut darauf zu lenken, wie diese Substanzen in der Medizin und speziell bei der Tumorbekämpfung eingesetzt werden können. Alle zitierten Studien sprechen für sich und sind verfügbar, sodass weiteren, vielversprechenden Forschungen und nachfolgenden Anwendungen nichts im Wege steht.

Alternative Anwendungen des Wasserstoffperoxids

Dieses Thema ist schwierig von den bisher dargestellten klinischen Erkenntnissen aus etwa 130 Jahren abzutrennen, da es zum Teil ebenfalls auf den alten amerikanischen Resultaten beruht. Die in diesem Abschnitt aufgeführten Anwendungen wurden von vielen zeitgenössischen Ärzten erarbeitet und sind heute durch das moderne, allerdings immer noch sehr unvollständige Wissen der Biochemie besser einzuordnen. In diesem Sinne werden Applikationen besprochen, die es ebenfalls unbedingt wert sind, mit heutigen Methoden untersucht zu werden, woraus weitere Erkenntnisse und neue Einsatzbereiche resultieren könnten.

Die sogenannte alternative Anwendung des Wasserstoffperoxids ist vor allem in den USA anzutreffen, wo sich prominente Wissenschaftler zu wehren begannen, als die mühsam gewonnenen Erkenntnisse über die Peroxide nach der Einführung von Antibiotika, Impfungen und weiteren Pharmaka einfach überrollt und durch die neue Euphorie unkritisch negiert zu werden drohten. In diesem Rahmen kam es zu öffentlichen Kontroversen, bei denen es vor allem um die Injektion des Wasserstoffperoxids ging.

Die lokale Anwendung des Peroxids stand hingegen nie im Rampenlicht und wird noch immer von großen Bevölkerungsgruppen in den USA tagtäglich genutzt. In diesem Bereich haben sich die Traditionen erhalten, die mit der frühen ärztlichen Anwendung einhergingen. Sicher spielt aber auch der Kostenfaktor – die Lösung ist im Vergleich zu den üblichen Arzneimittelpreisen äußerst preiswert – eine bedeutende Rolle. Daraus ergibt sich die absurde Situation, dass eine oft zweckmäßige lokale Therapie von Laien durchgeführt wird, von großen Teilen der Ärzteschaft aber geflissentlich ignoriert – wobei diese aber dem Thema, das bei uns noch immer ein Schattendasein fristet, dort aufgeschlossener gegenübersteht. Immerhin sollen etwa 15.000 Ärzte in den USA das Wasserstoffperoxid lokal therapeutisch verwenden.

Auch im Haushalt kommt es häufig zum Einsatz des Peroxids; hier sind vor allem die sichere und bequeme Schimmelentfernung (dreiprozentige Lösung) sowie die Desinfektion und die Beseitigung von Flecken durch Bleichen zu nennen. Besonders positiv ist, dass die stark reizenden Chlorreiniger, die dort traditionell eine sehr große Verbreitung haben, zunehmend von dieser harmlosen Alternative verdrängt werden. Interessant ist auch der Einsatz als Sprühmittel im Garten gegen Schädlinge und pilzliche Erreger, wo beeindruckende Erfolge erzielt werden. Pilzliche Erreger wurden auf gleiche Weise schon beim Bananenanbau auf den Philippinen sehr effektiv bekämpft, wobei zusätzlich von Vorteil war, dass es zu keinen problematischen Rückständen kam.

Im Folgenden sollen nun einige prominente Vertreter genannt werden, die in den USA über Jahrzehnte dagegen gekämpft haben, dass die gewonnenen medizinischen Erkenntnisse komplett in Vergessenheit geraten, und die ohne öffentliche oder industrielle Förderung versuchten, neue Anwendungsgebiete zu erschließen.

Als Wissenschaftler ist hier vor allem Dr. Edward Carl Rosenow (1875-1966) zu nennen, der zur zweiten Generation der Pioniere gehörte, die das medizinische Potential des Wasserstoffperoxids zu erschließen suchten. Dr. Rosenow war von 1915 bis 1944 Leiter der bakteriologischen Abteilung der weltberühmten Mayo Clinic in Rochester und publizierte 450 Artikel, darunter Dutzende zum Peroxidthema. Er wies kontinuierlich auf die einzigartigen Eigenschaften zur Bekämpfung von Bakterien und Viren hin, vor allem im Haut- und HNO-Bereich.

„Father" Richard Wilhelm (1917-1993) war als Freund von Rosenow ein weiterer Verfechter des Peroxideinsatzes und unterrichtete ursprünglich Physik und Chemie. Er popularisierte schon ab den 40er Jahren des vorigen Jahrhunderts die Therapien und gründete eine entsprechende, allgemeinnützige Organisation, die „Educational Concern for Hydrogen PerOxide" (ECHO) genannt wurde. In den 1970er Jahren nahm er Kontakt zu verschiedensten Firmen auf und stellte die vorhandenen Forschungsresultate zum Peroxid mit dem Ziel vor, neue Handelspräparate zu kreieren. Obwohl Wilhelm immer auf großes fachliches Interesse der pharmakologischen Mitarbeiter stieß, wurde ihm gegenüber stets zum Ausdruck gebracht, dass die einfache Substanz nicht patentierbar und auch zu billig sei, und deshalb kein neues Arzneimittel daraus entwickelt werde. Wie bezeichnend für die Strategien der Pharmaindustrie! Ähnliches kann man auch bei Präparaten der Naturheilkunde beobachten, deren Einführung oft erschwert wurde und teilweise noch wird.

Schließlich ist hier ein dritter medizinischer Verfechter zu nennen, der bereits kurz erwähnt wurde, als es um die Injektion des Peroxids ging. Dr. Charles H. Farr (1927-1998), der sowohl Pharmazie als auch Medizin studiert hatte, untersuchte trotz aller Kontroversen intensiv die intravenöse Infusion des Wasserstoffperoxids weiter und gelangte zu folgender Zusammenfassung:

> „Wir gaben intravenöse Infusionen bei einer Vielzahl von pathologischen Konditionen: Infektionen, allergische Reaktionen, Virusgrippe und andere toxische Phänomene zeigten allein durch die Infusionen, auch ohne weitere Behandlungen, eine schnelle Verbesserung des klinischen Befundes. Die intravenösen Injektionen bringen Sauerstoff in hoch toxisches Gewebe, wodurch Bakterien, Hefen, Viren, Protozoen und Parasiten abgetötet werden. Da es einen stimulierenden Effekt auf das Immunsystem hat, reagieren zusätzlich viele weitere pathologische Konstellationen auf die Peroxidtherapie."

Diese 1981 getroffene Aussage enthält wissenschaftlich fundiert neue, alternative Anwendungen des Peroxids wie die generelle Bekämpfung von Infektionen, wobei hier sofort eine Verbindung zu den interessanten

Resultaten der deutschen Untersuchungen gezogen werden kann, laut denen das Peroxid die Resistenzlage bei Antibiotika verbessert. Neu ist auch die Bekämpfung von Allergien durch die Infusion, ein weiterer bemerkenswerter Ansatzpunkt für die Zukunft. Farr hat die Infusionen vielen Grippekranken verabreicht und fand, dass der Verlauf dadurch durchschnittlich um die Hälfte der Zeit verkürzt wurde und die Symptome beachtlich abgeschwächt wurden.

Bei den Behandlungen mit der Injektion stellten er und andere Untersucher eine Parallele zu den französischen Forschungen mit organischen Peroxiden und dem Glycozone fest. 10 bis 15 Minuten nach der Infusion entwickelte sich bei den Patienten eine zunehmende geistige Klarheit, einhergehend mit Entspannung, leichterem Atmen und einer milden Euphorie. Oft waren die Sinneseindrücke geschärft, und diese Symptome endeten erst fünf bis sechs Stunden nach der Verabreichung. Die Wirkung kann also nur von der Peroxidgruppe selbst und/oder dem freiwerdenden Sauerstoff resultieren, der aber bei organischen Peroxiden nicht auftritt.

In einen ausgesprochen spekulativ-alternativen Bereich gelangt man, wenn man heutigen Vertretern der Infusionstherapie folgt, die verbreiten, dass diese auch gegen Alzheimer, Parkinson, multiple Sklerose und Diabetes wirkt, ja dass bei regelmäßiger Anwendung das Auftreten dieser schweren Krankheiten verhindert werden kann. Da hier keine großen Studien vorliegen, lässt sich noch keine wissenschaftlich relevante Aussage treffen. Wie aber dargestellt wurde, hat das Peroxid gerade in neuester Zeit hinsichtlich der Immunabwehr für einige positive Überraschungen auf biochemischer Ebene gesorgt. Daneben ist die Zufuhr von Sauerstoff eine der wesentlichen Komponenten zur ungestörten Funktion des Körpers. Also dürfen und sollten in Zukunft auch bei diesen Krankheitsbildern vorurteilsfrei und vorsichtig Forschungen durchgeführt werden.

In diesem Rahmen erscheint es wichtig, auf die Besonderheiten bei wissenschaftlichen Publikationen hinzuweisen, die ebenfalls einen Schlüssel dazu liefern, warum es manchmal erst nach 50 Jahren zu neuen

Therapiewellen kommt. Anders, als der Laie vielleicht meint, findet hier eine beträchtliche Zensur statt – namentlich über die Annahme und Ablehnung von Artikeln. Eine Ablehnung hat sehr oft überhaupt nichts mit fachlichen Fehlern zu tun. Die Bewertungen werden von anonymen Gutachtern durchgeführt, die, da sie als Person nicht greifbar sind, ihre Macht häufig genießen und auch missbrauchen. Da gibt es Ablehnungen mit der Begründung, dass die Artikel nicht ins Profil der Zeitschrift passen, auch wenn der Einreichende sich die Zeitschrift genau deshalb ausgesucht hat, weil dort ähnliche Artikel erschienen sind. Ebenfalls werden in manchen Gutachten Unzulänglichkeiten bemängelt, die aber häufig nur unwesentlich sind. Oft ist es sehr wahrscheinlich, dass der anonyme Gutachter den später einreichenden Autor schon bei Tagungen getroffen, gehört oder sogar gesprochen hat – da man auf diesen Veranstaltungen eigentlich immer den gleichen Kreis an Spezialisten trifft – und hier eine heimliche Abneigung entstanden ist.

In der Medizin kommt noch ein weiteres Kriterium hinzu. Wenn Themen modern sind, kann fast alles publiziert werden. So beschreiben die Literaturstellen bezüglich des Artemisinins etwa nur vereinzelte Fälle der erfolgreichen Behandlung von Krebs. Wenn aber zum Beispiel Injektionen des Wasserstoffperoxids bei mehreren Patienten den Krebs hemmen, dann werden Zeitschriften in der Regel mit dem medizinischen Totschlagsargument „anekdotische Erfolge“ ablehnen – was meint, dass keine großen Behandlungsgruppen mit statistischer Signifikanz vorliegen. Auf diese Weise können alternative Behandlungen rasch in ein ziemlich endgültiges Korsett der Anrüchigkeit gesteckt werden, aus dem es kaum ein Entkommen gibt. Es werden dann keine Artikel mehr über diese Themen gedruckt, wobei große Zeitschriften besonders konservativ sind, da sie fürchten, dass der alternative Geruch an ihnen haften bleibt. Diese werden oft auch von diversen Schulen beherrscht, wie in der Einleitung dargelegt wurde. Aus den genannten Gründen sind neue und originelle Erkenntnisse eher in recht unbekannten Zeitschriften zu erwarten, die aber seltener zitiert werden. Diese wenig auffällige, aber wirkungsvolle Zensur kommt in der medizinischen Literatur besonders häufig vor, ist aber auch in den Naturwissenschaften verbreitet. Vor 100 Jahren herrschte dagegen noch Pioniergeist beim Publizieren, wie leicht an den verschiedensten Stellen abzulesen ist.

Farr und andere Forscher behandelten mittels Infusion des Peroxids auch Krebs. Da heute die Wirkung des Vitamin C als Produzent des Wasserstoffperoxids im Körper als nachgewiesen gilt, ist auch dieser spezielle Anwendungsbereich sicher fundiert. Allerdings steht in der Zukunft eher der Einsatz organischer Peroxide zu erwarten, die bequemer anwendbar sind, nicht so schnell im Körper gespalten werden können und deshalb länger wirken. Hier muss die Injektion nicht so vorsichtig und langsam erfolgen – wenn das Peroxid, wie weiter unten ausgeführt wird, nicht sogar oral wirksam ist und Injektionen damit nicht sowieso obsolet werden.

Farr und andere Forscher behandelten mittels Infusion des Peroxids auch Krebs.

Anwendung bei Juckreiz

Andere alternative Anwendungen beruhen auf der Hautwirkung des Peroxids, das nicht nur Infektionen bekämpft, sondern über noch weitgehend unbekannte Mechanismen sowohl Entzündungsstoffe als auch Juckreiz verursachende Substanzen oxidiert.

Der Juckreiz ist ein beträchtliches Problem bei verschiedenen inneren Erkrankungen, darunter der Nieren (Dialyse) und der Leber, bei Leukämie, AIDS, Wurmbefall, aber auch bei Schizophrenie und weiteren, selbst psychosomatischen Krankheiten. Ebenfalls führen manche Arzneimittel als Nebenwirkung zu Juckreiz, so das Malariamittel Chloroquin bei bis zu 90 Prozent der Patienten. Vor allem aber sind es Hautkrankheiten wie das atopische Ekzem (Neurodermitis, endogenes Ekzem), allergische

Kontaktekzeme, Schuppenflechte (Psoriasis) und Nesselsucht (Urtikaria), bei denen 67 Prozent (Psoriasis) bis 100 Prozent der Patienten starken Juckreiz entwickeln. Hier wird „alternativ" über große Erfolge mit der Peroxidlösung (0,3 bis 3 Prozent) aus den USA berichtet. Psoriasis und Ekzeme wurden bereits von Marchand erwähnt. Wahrscheinlich wirkt das Peroxid auf die Auslöser des Juckreizes in der Haut, aber mit Sicherheit ist eine Hemmwirkung auf die bakterielle und pilzliche Begleitflora vorhanden. Sie ist aufgrund des mit dem Juckreiz einhergehenden Kratzens – die Haut ist ohnehin anfälliger – meist sehr gut nachweisbar und kann den Krankheitsprozess erheblich verschlechtern. In diesem Fall sollte die Glycerinlösung der Harnstoffverbindung angewendet werden.

Hier wird man auch an die erfolgreiche Behandlung der Symptome von Herpes Zoster, des Eichenblättrigen Giftsumach und der Gifteiche sowie von Insektenstichen erinnert, bei denen (mit Ausnahme von Herpes) heute in den USA im Haushalt generell die Peroxidlösung zum Einsatz kommt. Auf alle Fälle sind solche Lösungen auf der Haut bei individuell festgestellter Wirksamkeit unbegrenzt lange anwendbar, im Gegensatz zu den üblichen Steroiden, die Hautveränderungen hervorrufen.

Als Hautbehandlung ist noch die sehr erfolgreiche Therapie von quälendem Juckreiz der äußeren weiblichen Geschlechtsorgane (Vaginitis oder Vaginose) zu nennen, die ebenfalls mehrfach in der amerikanischen Literatur bis 1900 erwähnt wird. Die Autoren benannten das klinische Bild als meist belastende Krankheit nach den – nicht näher spezifierten – „tödlichen Erkrankungen". Neben Streptokokken, weiteren Bakterien oder Hefepilzen sind auch eher unspezifische Symptome bei meist älteren Frauen zu beobachten. Hauptsächlich wird bei derartigen Erkrankungen eine 1,5- bis dreiprozentige Lösung zweimal pro Tag auf Watte angewendet, die völlig reizlos ist. Schnell tritt Besserung ein, auch bei Fällen, die anders nicht beeinflussbar sind. Eine italienische Untersuchung von 2003 zeigte auf, dass nach der Anwendung die normale Flora – auch bezüglich des pH-Werts – wiederhergestellt war. Die Autoren um A. Cardone waren begeistert von der Effektivität (eine Woche) der dreiprozentigen Lösung, dem Fehlen von Nebenwirkungen und den niedrigen Kosten der Behandlung. Ohne Kenntnis der Resultate von vor 120 Jahren hatten sie die Anwendung so statistisch kontrolliert und empfehlen diese sogar als Methode der Wahl!

Als eine weitere alternative Behandlung wird die Einwirkung der Peroxidlösung auf Altersflecke erwähnt, die schon nach kurzer Zeit zu guten Ergebnissen führen soll, was vermutlich im Bleichvermögen begründet liegt.

All diese alternativen Methoden sind wissenschaftlich gut fundiert und könnten sich auch bei uns schnell durchsetzen.

Einsatz als Badezusatz

Eine sehr interessante Verwendung des Wasserstoffperoxids in der alternativen Szene der USA besteht darin, dem Wasser der Badewanne eine 35-prozentige Lösung zuzusetzen, woraus nach Berechnungen 0,05- bis 0,3-prozentige Lösungen resultieren sollen. Weitere Zusätze verbieten sich wegen der potentiellen Zersetzung des Peroxids, auch sollte das Wasser nicht stark gechlort sein. Dieses niedrig dosierte Badewasser weist immer noch hemmende Eigenschaften auf verschiedene Erreger auf und soll ebenfalls den Juckreiz bei verschiedenen Hautkrankheiten lindern. Gleichzeitig wird darüber berichtet, dass die Bäder belebend wirken, was ich für die 0,1-prozentige Lösung bestätigen kann. Man erhält diese, wenn man einen Liter der 30-prozentigen Lösung in eine mit Wasser gefüllte Badewanne kippt. Mit den Erkenntnissen der Forschungsgruppe um Ludewig über die ausgezeichnete Resorption des Peroxids durch die Haut lässt sich begründen, dass es sehr wahrscheinlich ist, dass auch bei längeren Bädern in den niederen Dosierungen genug durch die Haut diffundieren kann, um stimulierende Effekte durch den freiwerdenden Sauerstoff und/oder noch unbekannte Mechanismen zu erzeugen. Weil die Mischung stark verdünnt ist, bleicht sie im Übrigen das Haar nicht.

Ich bin sicher, dass diese Bäder aufgrund ihrer belebenden Wirkung bald in diversen Wellnesskliniken als auch in therapeutischen Einrichtungen Einzug halten werden, zumal sie keinerlei Reizungen hervorrufen.

Zusätzlich werden für Diabetiker auch Fußbäder mit etwas höher konzentrierten Lösungen (0,3- bis dreiprozentig) empfohlen. Diese erscheinen ebenfalls sehr sinnvoll, da sie mit den deutschen Erkenntnissen zur Behandlung der peripheren Durchblutungsstörungen – auch bei Diabetikern – übereinstimmen, die in den USA unbekannt sind. Die im Vergleich zu den Untersuchungen der 1960er Jahre niedrigere Konzentration wird hier durch eine längere Einwirkungszeit ausgeglichen. Diabetiker sind besonders gefährdet, da kleinste Wunden am Fuß sich zu ernsten Infektionen ausweiten können und oft genug zu Amputationen führen. Um diesen Infektionen vorzubeugen und sie zu bekämpfen, sind Fußbäder hervorragend geeignet. Die einfache Maßnahme könnte sofort Einzug in therapeutische Einrichtungen finden und ist wie in den USA auch in Europa zu Hause praktizierbar, natürlich auch bei Fußpilz.

Diese alternativen Anwendungen haben eine wissenschaftliche Grundlage; ihr Einsatz ist sinnvoll, da weder Allergien noch andere ernste Nebenwirkungen damit einhergehen.

Alternative Anwendungen für Atmungssystem

Bezüglich der Atmung gibt es mehrere Krankheiten, bei denen das Peroxid noch heute benutzt wird, und die ebenfalls schon früh in der amerikanischen Literatur erwähnt werden. Das ein- bis dreiprozentige

Spray zum Beispiel wird nicht nur bei Rachenentzündungen mit Erfolg angewendet, sondern auch bei ernsteren Infektionen der Lunge.

Schon im September 1901 hatte Dr. R. A. Reid im *Massachusetts Medical Journal* erfolgreiche Behandlungen beschrieben:

> „Der erste Fall, bei dem wir das Peroxid anwendeten, war ein drei Monate altes Baby mit Lungenentzündung. Die Krankheit schritt schnell voran und wäre wahrscheinlich tödlich geendet. Es trat eine generelle Blaufärbung (Zyanose) als Anzeichen einer unvollständigen Sauerstoffaufnahme auf. Ein Teelöffel einer etwa einprozentigen Lösung wurde alle fünf Minuten in die Lunge gesprüht und dies wurde über mehrere Stunden beibehalten. Das Atmen wurde langsam leichter und die Zyanose änderte sich allmählich in eine Rötung. Das Kind erholte sich in den nächsten Tagen immer mehr und überlebte.
>
> Der zweite Fall war ein Mann von 42 Jahren mit schwerer, doppelseitiger Lungenentzündung und hohem Fieber. Das Peroxid (ein Prozent) wurde sehr häufig und ohne feste Zeiteinteilung eingesprüht und auch als Einlauf verwendet. Die Prozedur wurde über mehrere Tage beibehalten. Die Krankheit endete nach sechs bis sieben Tagen. Der Patient wurde vollständig geheilt. Der Fall ereignete sich in den Bergen von British Columbia (Kanada), wo die Lungenentzündung besonders häufig tödlich verläuft. Von acht beobachteten Fällen ohne Peroxidanwendung starben sieben Patienten."

Diese alten Befunde erscheinen sehr bemerkenswert. Sicherlich kann man hier von einer doppelten Wirkung sprechen. Erstens wirkt das Peroxid gegen die Pneumokokken als Erreger und auch gegen andere, mögliche Bakterien. Zweitens hat der in der Lunge entstandene Sauerstoff den Mangel durch die beeinträchtigte Atmung zumindest etwas ausgeglichen. Darüber hinaus sind andere Effekte aus immunologischer Sicht möglich. Interessant ist auch die weitere Anwendung des Peroxids per Einlauf im zweiten Fall. Hier wurde der Körper zusätzlich mit Sauerstoff unter Umgehung der Lungenatmung versorgt.

Aus heutiger Sicht könnte die lokale Therapie in der Lunge mit Sicherheit die Antibiotika als Standardtherapie ergänzen. Vielleicht würde sich dadurch aber auch, entsprechend den deutschen Erkenntnissen aus den 1960er Jahren, die Resistenzlage bei den Bakterien verbessern! Wegen der immensen Bedeutung der Lungenentzündungen, vor allem in Kliniken, gibt es diesbezüglich einen ausgesprochen großen Forschungsbedarf, der aufgrund der einfachen Anwendung eigentlich leicht zu decken ist.

Aus heutiger Sicht könnte die lokale Therapie in der Lunge mit Sicherheit die Antibiotika als Standardtherapie ergänzen.

Auf alternativem Wege wird auch die unkomplizierte Bronchitis durch Einsprühen des Peroxidsprays (ein- bis dreiprozentig) mit Erfolg behandelt. Diese Behandlung wurde bereits von Marchand beschrieben. Zusammenfassend meint er:

> „Die Therapie ist die wirksamste lokale Behandlung, um diese Krankheit zu beenden. Sie basiert auf den harmlosen, allerdings sehr kraftvollen antiseptischen und heilenden Eigenschaften des Hydrozones.
>
> Das Einsprühen produziert schnell starke bronchiale Sekretionen. Durch die Stimulation der Heilung im erkrankten Gewebe in den Lungengefäßen wird eine absolute Kur in sehr kurzer Zeit erreicht, besonders dann, wenn vorher keine reizenden Stoffe zur Behandlung angewendet wurden. Zur Inhalation vermischt man unter Schütteln in einer Flasche:
>
> 1 Teil Hydrozone (neun Prozent)
>
> 1 Teil Wasser

2 Teile Glycerin

Die Lösung sollte alle drei Tage erneuert werden. In chronischen Fällen werden ein Teil Hydrozone mit einem Teil Glycerin gemischt."

Natürlich muss auch diese Therapie in kontrollierten Studien untersucht werden. Eine Bronchitis ist oft sehr quälend und langwierig, trotz der vielen angeblich wirkenden Präparate aus der Apotheke.

Hier lässt sich zu dem Komplex der Chronisch Obstruktiven Lungenerkrankung (COPD) überleiten, von der als Volkskrankheit in Deutschland schon drei bis fünf Millionen Menschen betroffen sind. Die Hauptursache ist das Rauchen. Dabei entwickelt sich die einfache, chronische Bronchitis, die zuerst nur durch Reizung und Husten gekennzeichnet ist, allmählich zur chronisch obstruktiven Form – die eigentliche COPD, bei der die Lungenstruktur schrittweise zerstört wird. In dieser zerstörten Struktur können sich besonders leicht Bakterien ansiedeln. Es treten zunehmend Atembeschwerden auf, vor allem beim Ausatmen. Durch den beständigen Sauerstoffmangel mit Zyanose sind dann auch Herz, Blutgefäße, Muskeln und Knochen in ihrer Funktion betroffen; eine chronische Entzündung trägt zur Aufrechterhaltung des Krankheitsgeschehens bei. Schließlich entwickelt sich ein Lungenemphysem, das durch eine irreversible Überdehnung der Lungenbläschen gekennzeichnet ist. Dabei nimmt die Fläche, die für die Aufnahme von Sauerstoff und die Abgabe des im Körper entstandenen Kohlendioxids zuständig ist, immer weiter ab. Es entsteht eine zunehmende Atemnot, die schließlich zu Sauerstoffgerät und Rollstuhl führt. Bei sehr fortgeschrittenen Verläufen schaffen es die Patienten nicht mehr, eine Kerze in 15 cm Entfernung auszublasen.

Auch hier gibt es alternative Behandlungen, die die Symptome bessern sollen. Schon Marchand erwähnt das Emphysem und die erfolgreiche Anwendung seines Hydrozones und Glycozones durch Sprays. Heute wird empfohlen, 0,3-prozentiges Wasserstoffperoxid in der Nacht direkt durch einen Vernebler einzuatmen. Dies soll das Atmen extrem erleichtern. Sicher spielen hier der frei werdende Sauerstoff sowie die Bekämpfung der Bakterien eine Rolle. Bei diesem Krankheitsbild mit seiner sekundären Ansiedlung von Bakterien werden sehr oft und dauerhaft Antibiotika gegeben. Es ist lange bekannt, dass Infektionen die Krankheit erheblich verschlimmern können.

Aufgrund der stetigen Verschlechterung des Krankheitsbildes mit fortschreitender Zeit mag es unglaublich klingen, dass Farr und einige andere Therapeuten beschreiben, wie eine Serie von intravenösen Anwendungen des Wasserstoffperoxids die Krankheit nicht nur aufhalten kann, sondern sogar regenerative Effekte zeitigt: Angeblich waren nach der Behandlung oft Sauerstoffbeatmung und Rollstuhl nicht mehr nötig.

In Anbetracht der großen Bedeutung und Verbreitung der Krankheit gibt es daher nur eine Schlussfolgerung für die Zukunft: vorurteilsfreie Forschung!

Es gibt weitere alternative Anwendungen im Atemsystem. Schon Marchand benennt die Peroxidlösung als Therapiemöglichkeit von Asthma, was noch heute propagiert wird. Er beschreibt, dass die Mischung aus gleichen Teilen Hydrozone und Glycerin beim Einsprühen wohltuend auf die Bronchien wirke, aber auf die nervliche Komponente keinen Einfluss habe und daher keine Heilungen zu erwarten seien.

Sehr interessant und einfach ist die Verwendung bei Heuschnupfen, die bereits vor 120 Jahren mehrfach beschrieben wurde. Ausgangspunkt für die damalige Testung war der Nachweis von kugelförmigen Bakterien bei Heuschnupfen in der Nase. Heute wissen wir, dass diese nicht der Auslöser des allergischen Geschehens waren, sondern man möglicherweise Staphylokokken nachgewiesen hatte. Doch testete man daraufhin das Peroxid bei Heuschnupfen und erzielte gute Resultate, die wahrscheinlich auf der chemischen Reaktion mit den durch die Pollen freigesetzten Stoffen beruhen. Die damaligen Autoren wunderten sich, dass jedes Jahr, mitunter fast auf den Tag genau, der Heuschnupfen auftritt. Sie schlussfolgerten, dass gerade zu dieser Zeit die Keime optimale Wachstumsbedingungen durch das Klima vorfänden. Im Herbst, so meinten sie, hörten die Symptome dann auf, weil die Bakterien nicht mehr wachsen könnten. Aus dieser irrtümlichen Ansicht schlossen sie, dass 14 Tage vor dem erwarteten Beginn die Peroxidtherapie beginnen müsse. Aus heutiger Sicht ist das tatsächlich sehr sinnvoll.

Marchand fasst die entsprechenden klinischen Artikel zusammen und meint, dass bei einem solch frühen Beginn der Therapie ein Heuschnupfen weitgehend verhindert werden könne, wenn die gesamte Saison hindurch sowohl die Nase als auch der Rachen mit der Peroxidlösung besprüht werden. Bestehen bereits Symptome, dann bewirke die Therapie nach drei bis vier Tagen eine weitgehende, aber nicht völlige Beschwerdefreiheit – aus heutiger Sicht ein beeindruckendes Ergebnis!

Bei beginnendem banalen Schnupfen soll je ein Tropfen des dreiprozentigen Peroxids in beide Ohren angeblich dessen weitere Entwicklung stoppen.

Marchand schreibt, dass die Lösung täglich zwei- bis dreimal angewendet werden müsse und die Behandlung nicht unterbrochen werden dürfe. Je nach Stärke der Entzündung wurden 0,3-, ein- oder zweiprozentige Präparate verwendet, wobei angewärmte Lösungen angenehmer wirkten. Alternativ kam bei sich besonders stark äußernden Symptomen eine Mischung aus einem Teil neunprozentiges Hydrozone, einem Teil Wasser und zwei Teilen Glycerin zur Anwendung, vor allem zum Sprühen in den Hals. Auch diese Lösung sollte alle drei Tage erneuert und bis zu sechs Mal am Tag appliziert werden. Hierdurch sollen auch die Symptome von auftretendem Asthma unterdrückt werden.

Auf alle Fälle ist diese Therapie einer Volkskrankheit sehr einfach, hat im Gegensatz zu den heutigen antiallergischen Präparaten keine belastenden Nebenwirkungen und scheint wirksam zu sein – sie sollte ebenfalls unbedingt umfassend untersucht werden.

Bei beginnendem banalen Schnupfen soll je ein Tropfen des dreiprozentigen Peroxids in beide Ohren angeblich dessen weitere Entwicklung stoppen. Das wäre durch die viruzide Wirkung erklärbar.

Krebs mit eingeatmetem Peroxid bekämpfen

Eine etwas mysteriöse alternative Methode zur Krebstherapie soll hier nicht verschwiegen werden. Es gibt eine Reihe von amerikanischen Berichten über Eigenbehandlungen, laut denen das tägliche intensive Einsprühen des Rachens bis in die Lunge mit der dreiprozentigen Lösung bei verschiedenen Krebsarten – auch bei einem Melanom – hemmend gewirkt haben soll. Ein Beispiel ist ein alter Mann namens Bill Munro, der unter der Überschrift „Wie ich den Prostatakrebs durch die Inhalation von Wasserstoffperoxid bei Verwendung einer Nasenspraypumpe stoppte" im Oktober 2005 das Verfahren wie folgt beschrieb:

> „Im Sommer 2004 hatte ich körperliche Probleme, mein Arzt diagnostizierte schließlich Prostatakrebs. Er wollte für mich einen Therapieplan für die Chemo erstellen. Ich sagte ihm, dass ich keinen wolle und auch sehr beschäftigt sei. Mitte November drängte der Krebs über seine Symptome mit Macht in mein Leben. Ich wusste, was zu tun ist. Über Jahre hatte ich mich anhand verschiedener Quellen intensiv mit Wasserstoffperoxid und seiner Wirkung beschäftigt.
>
> Ich inhalierte das dreiprozentige Peroxid über meinen Mund bis in die Lunge. Ich begann mit zwei Inhalationen am Morgen und zwei in der Nacht. Dann steigerte ich auf acht bis neun Inhalationen am Tag, wobei ich jedes Mal die Pumpe zehn Mal betätigte. Dies brachte den Sauerstoff in mein Blut. Sechs Tage

später hatte ich keine Schwächesymptome mehr. Ich behielt diese Prozedur bis Mitte Februar 2005 bei. Beim Arztbesuch zu dieser Zeit wurde ein Bluttest durchgeführt und ich wurde angehalten, erst in fünf oder sechs Monaten wiederzukommen. Das war viel besser als Chemotherapie. Mir war weder unwohl noch gab es Nebenwirkungen. Ich bin 81 Jahre alt und fühle mich jetzt wie 45. Ich habe die tägliche Anwendung von sechs bis sieben Inhalationen mit jeweils sechs oder sieben Pumpstößen beibehalten. Mein einziges Medikament ist das dreiprozentige Wasserstoffperoxid, das ich aus der Apotheke bekomme. Die Inhalation des Peroxids ist die stärkste, billigste und am schnellsten wirkende Arznei und es kann überall auf der Welt gekauft werden."

Zu ergänzen ist noch, dass mehrere solcher erfolgreichen Berichte auf Youtube zu finden sind, wenn man „hydrogen peroxide" eingibt. Interessanterweise ist dort vom gleichen Autor auch ein persönliches Video von Ende 2011 (!) zu sehen, in dem er seine Inhalationsmethode erklärt.

Diese Eigentherapie sprengt jede Erklärungsmöglichkeit. Stichworte wie „Zusätzliche Sauerstoffzufuhr" oder „Stärkung der Immunabwehr" können nur Schlaglichter sein.

Diese Eigentherapie sprengt jede Erklärungsmöglichkeit. Stichworte wie „Zusätzliche Sauerstoffzufuhr" oder „Stärkung der Immunabwehr" können nur sehr oberflächliche Schlaglichter sein.

Auf alle Fälle ließe sich diese Methode als äußerst einfache Begleittherapie bei jeder sachkundigen heutigen Behandlung anwenden und sich so statistisch verifizieren, ob tatsächlich eine zusätzliche Wirkung vorhanden ist.

In diesem teilweise sehr düsteren Bereich der Krebsbehandlung sollte es keine Tabus für Forschung und Therapie geben.

Behandlung von Herz-Kreislauf-Erkrankungen

Eine weitere in den USA praktizierte Anwendungsmöglichkeit des Wasserstoffperoxids – auch hier bleibt mysteriös, warum sie wirkt – besteht darin, sehr geringe Dosierungen in Lösung peroral zu verabreichen. Das Trinken der Mischung entstammte sicher ursprünglich den Empfehlungen der Ärzte um Marchand und diente vor allem zur Magenbehandlung.

Eigentlich steht diese Art der persönlichen Verwendung dort selten im Rampenlicht und wurde nur öffentlich, als es versehentlich zu Unfällen durch Verwechslung mit drei- oder gar 35-prozentiger Lösung kam, vor allem bei Kindern. Nicht einmal geringe Mengen der letztgenannten beziehungsweise mehrere Milliliter der dreiprozentigen Lösung dürfen in den Magen gelangen, weil die plötzliche, große Gasentwicklung tatsächlich dazu führen kann, dass die Schleimhaut zerreißt. Auch hier gilt der alte Spruch, der ebenfalls auf reinen Sauerstoff und Kochsalz zutrifft: „Nur die Dosis macht das Gift".

Dagegen haben die propagierten und angewendeten Mengen zur allgemeinen Krankheitsprophylaxe, zur körperlichen Stärkung und zur Behandlung von Herz-Kreislauf-Beschwerden mit Sicherheit nicht solche bedrohlichen Wirkungen. Zwar schwanken die angegebenen Endkonzentrationen, gehen aber nie über 0,05 Prozent in der Menge eines Trinkglases hinaus. Meist kann eine Stärke von nur 0,006 Prozent errechnet werden – man bewegt sich also im Milligrammbereich. Typische Anwendungsempfehlungen lauten, mit drei Tropfen 35-prozentigen Peroxids (oder 30 Tropfen des dreiprozentigen Stoffs) in 150 ml Wasser dreimal pro Tag auf nüchternen Magen zu beginnen und die Prozedur innerhalb von drei Wochen auf 25 Tropfen des 35-prozentigen (oder analog acht Milliliter des dreiprozentigen) Peroxids in der Lösung zu steigern. Wenige alternative Behandlungen empfehlen eine permanente Einnahme, die meisten sprechen von wenigen Wochen, wobei die Dosis später oft analog wieder reduziert wird.

Bei der hier geschilderten Form der oralen Einnahme wird sich das Peroxid wahrscheinlich schon im Magen zu Sauerstoff und Wasser zersetzen. Andere Erklärungen, laut denen sich Ozon mit seinen drei gebundenen Sauerstoffatomen bildet, sind falsch und gehen auf überholte Ansichten von vor 100 Jahren zurück.

Das Peroxid könnte aber auch schnell von der Schleimhaut resorbiert werden und (bisher noch unbekannte) Signalwirkungen auf biochemischer Ebene entfalten. Farr fand beispielsweise, dass bei der Injektion des Peroxids verschiedene Enzyme stark aktiviert werden und sich kleine Arterien erweitern. Auf alle Fälle fallen die winzigen Mengen an gebildetem Sauerstoff bei der oralen Aufnahme nicht ins Gewicht, im Gegensatz zu den Therapien mit großflächiger Anwendung von Lösungen, die mit Resorption durch die Haut einhergehen.

Auch von der peroralen Verwendung gibt es einige Erfahrungsberichte. Hier eine typische Darstellung zum Herz-Kreislauf-Bereich:

> „Ich bin 62 Jahre alt und war noch im vorigen Jahr ein schwerkranker Mann. Bei mir wurden vor geraumer Zeit Bluthochdruck und Arteriosklerose festgestellt. Ich hatte große Schwierigkeiten beim Treppensteigen. Es wurde auf eine Bypass-Operation gedrängt. Ansonsten wirkte mein Arzt eher hilflos und hatte verschiedene Mittel wie Antagonisten, Rezeptorenblocker und Aspirin im Angebot. Zufälligerweise hörte ich vom Wasserstoffperoxid und wollte es vor dieser pharmakologischen Armada zunächst testen. So nahm ich ein halbes Jahr ‚Food grade Peroxide (35%)', wobei ich jeweils dreimal pro Tag zunächst mit fünf Tropfen in einem Glas Wasser begann und nach drei Wochen allmählich bei 25 Tropfen in dieser Verdünnung ankam. Ich erholte mich zusehends, bekam mehr Kraft

> und mein Arzt dachte gar, dass ich die anderen Mittel genommen hätte. Nach den sechs Monaten war er sehr verblüfft. Die starke Arteriosklerose konnte mit den bildgebenden Verfahren nicht mehr nachgewiesen werden, die Bypass-Operation fiel aus. Das alles wurde durch eine äußerst preiswerte Chemikalie bewirkt, an der die Pharmaindustrie leider überhaupt kein Interesse hat.“

Auch diese Behandlung sprengt wie das Einsprühen des Peroxids, das weitaus mehr Sauerstoff in den Körper bringt, hinsichtlich des Wirkmechanismus den Rahmen herkömmlicher Erklärungsansätze. Die Methode hat aber sehr prominente Befürworter. Sogar der berühmte südafrikanische Chirurg Christiaan Barnard (1922-2001), der am 3. Dezember 1967 in Kapstadt die erste Herztransplantation durchführte, sprach davon, so seine Arthritis geheilt zu haben.

Als Indikationen wurden Magensäureüberschuss, Blähungen und Verstopfung genannt, und, besonders interessant in diesem Kontext: „Mattigkeit“!

Eine gewisse Annäherung an eine Erklärung der beschriebenen Wirkungen kann die jahrzehntelange medizinische Anwendung eines Salzes des Wasserstoffperoxids, des Magnesiumperoxids, in Europa leisten. Dieser Stoff ist nach dem führenden Standardwerk der Toxikologie von K. Lohs und R. Ludewig – „Akute Vergiftungen“ – bei peroraler Anwendung harmlos und spaltet in Analogie zum giftigen Bariumperoxid durch Säure Wasserstoffperoxid ab. Demzufolge bilden sich durch die Magensäure vergleichbare Mengen Wasserstoffperoxid aus dem Magnesiumsalz wie bei der eben genannten oralen Aufnahme der stark verdünnten Lösung. In den 1960er Jahren hießen entsprechende Präparate in der BRD „Novozon“ oder „Magnesiumperhydrol“, in der DDR gab es die Substanz als „Magnesiumperhydrat“. Als Indikationen wurden Magensäureüberschuss, Blähungen und Verstopfung genannt, und, besonders interessant in diesem Kontext: „Mattigkeit“!

Heute sind diese Mittel eine Domäne der Heilpraktiker, werden spezifisch gegen Blähungen und Stuhlverstopfung eingesetzt und in Mengen von zwei bis sechs Gramm pro Tag verabreicht. Die Anwendung gegen „Mattigkeit" ist allerdings von den Packungen verschwunden. Typische Handelspräparate heißen jetzt „Oxypowder", „Colosan", „Homozon" oder „Ozovit". Es ist eigentlich ein Rätsel, warum der Stoff abführend wirkt, da die gebundene Magnesiummenge eher gering ist und vom Wasserstoffperoxid in diesen Mengen nie solche Effekte berichtet wurden. Auch hier entsteht kein Ozon, was manchmal propagiert wird. Die früheren Präparate, bei denen „Mattigkeit" als Indikation angegeben war, enthielten nur etwa ein Gramm Wirkstoff – und die frei werdenden Mengen an Peroxid liegen im Bereich der Mengen der oben zitierten amerikanischen Anwendung.

Mit den genannten Handelspräparaten könnten auch in Europa die geschilderten – unglaublichen – Wirkungen objektiv erforscht werden; doch dazu müsste ein pharmakologisches Interesse bestehen, was angesichts des billigen und nicht mehr patentierbaren Stoffes ernsthaft in Zweifel gezogen werden muss. In diesem Rahmen wäre eine mögliche Beeinflussung des Helicobacter pylori durch das Peroxid zu untersuchen, denn vielleicht wurde die „Mattigkeit" durch die Bekämpfung dieses Keims beseitigt.

In dem Zusammenhang ist noch ein weiteres anorganisches Peroxid zu nennen, das ebenfalls über Jahrzehnte lokal auf der Haut bei Wunden und Hautkrankheiten mit Erfolg verwendet wurde und völlig zu Unrecht bei uns weitgehend aus Präparaten verschwunden ist. Das billige Zinkperoxid ist recht stabil und spaltet erst beim Erwärmen auf 150 Grad Sauerstoff ab, wirkt jedoch schon bei Raumtemperatur im biologischen Gewebe. Es ist besonders wertvoll, da neben dem Peroxid auch das Zink heilende Wirkung bei Hautkrankheiten hat. Zinkpaste wird schon seit dem 19. Jahrhundert mit Erfolg angewendet.

So besteht heute die absurde Situation, dass das Zinkperoxid zwar in den Zündhütchen von Patronen (SINTOX-System) den Sauerstoff zur

Verbrennung abspaltet und Schadstoffentwicklung verhindert, aus der Medizin als sehr zweckmäßiges Lokaltherapeutikum aber wieder verschwunden ist, obwohl hier das gleiche Gas heilend wirkt.

Leider stößt man bei der eingehenden Untersuchung des Themenkomplexes „Wasserstoffperoxid" immer wieder darauf, dass ohne tiefere Kenntnis der Materie – oft auch ganz bewusst – negative Bewertungen kreiert werden. Das hat mit dazu geführt, dass diese äußerst billige und wirksame Alternative bei vielen Krankheiten nicht mehr in Betracht gezogen wird. In manchen innerlichen Bereichen ist noch viel Forschungsarbeit nötig, tiefergehende Studien zum Peroxid aber wären aufgrund der Einfachheit des Wirkstoffs mit seinem eindeutigen Abbau weit weniger aufwendig als gleichartige Forschungen zu neueren Stoffen, bei denen oft eine kompliziertere Struktur vorliegt und die möglicherweise problematische Zwischenstoffe produzieren, die vom Körper entgiftet werden müssen.

Resümee und Ausblick

Aus der über 120-jährigen Geschichte der medizinischen Verwendung des Wasserstoffperoxids und seiner organischen Abkömmlinge wird deutlich, dass sich – entgegen der landläufigen Meinung – in der Medizingeschichte nicht immer die wirksamsten und besten Therapien durchsetzen und manche „Entwicklung" gar keine ist. Dies gilt sicher auch für andere Gebiete in der Medizin, wird aber an dieser Stoffgruppe besonders deutlich. Viele Anwendungen sind verlorengegangen, die aus heutiger Sicht unbedingt wieder eingeführt werden müssen.

Die gegenwärtige Resistenzsituation bei der Behandlung bakterieller Infektionen macht den Einsatz des Wasserstoffperoxids und seiner Derivate geradezu essentiell, besonders in den Kliniken mit ihren multiresistenten Problemkeimen. Auch die Anwendung des Peroxids zur Beseitigung der sozial isolierenden Gerüche bei verschiedenen, durchgebrochenen Tumoren wie beim Brustkrebs sollte endlich, in Analogie zu den erwähnten Erfahrungen von 1890 (!), eine allgemeine Therapiemaßnahme werden.

Wie erwähnt, zeigte das Elawox bei lokalen Infektionen eine sehr große Wirksamkeit. Da heute Puder nicht mehr so „pharmazeutisch beliebt" sind, sollte stattdessen das Harnstoffperhydrat in der nicht eintrocknenden Glycerinlösung wieder in den Handel gebracht werden. Für lokale Hautinfektionen bei seborrhoischer („fettiger") Haut empfehlen sich dagegen Lösungen dieser Harnstoffverbindung in Isopropanol, die derartige Infektionen in der Regel schon innerhalb von drei Tagen zum Abklingen bringen.

Daneben muss zukünftig die viruzide Wirkung breit erschlossen werden, da kaum Alternativen existieren. Das Robert-Koch-Institut als Leiteinrichtung für die Empfehlungen zur Desinfektion orientiert schon jetzt dringend auf Peroxide als die einzigen Mittel – auf der Haut, bei Geräten sowie auf den Schutzanzügen in den Laboren der höchsten Sicherheitsstufe wie für Ebola (hier: Peressigsäure) –, die sehr unterschiedlich gebauten Viren zuverlässig abzutöten! Bisher sind mir keine Therapieversuche mit der innerlichen Anwendung von Peroxiden bei diesen fast immer tödlichen Viruserkrankungen bekannt. Es kann nur daran erinnert werden, dass H. B. Sprung schon 1960 Schnelldesinfektionsmittel auf der Basis der Wasserstoffperoxidsalbe mit Erfolg anwendete und umfangreich darüber publizierte. Leider ist hier wieder eine Spanne von 50 Jahren festzustellen, in der auf diesem Gebiet so gut wie nichts passiert ist. Nimmt man noch die Ausführungen von P. Gibier aus dem Jahre 1890 bezüglich der Befunde zu den viralen Erregern der Tollwut und des Gelbfiebers hinzu, könnte man fast in Versuchung geraten, ganze Epochen der Desinfektion komplett in Zweifel zu ziehen.

Marchand publizierte auch mehrere Artikel, laut denen schon vor 120 Jahren mit bis zu dreiprozentiger Peroxidlösung mit großem Erfolg infektiöse Konjunktivitis (Bindehautentzündung) behandelt wurde, darunter auch die von Gonokokken verursachte Symptomatik mit Erblindungsgefahr bei Babys. Alle Autoren betonen die Reizlosigkeit am Auge. Die heute neben den bakteriellen Infektionen auch vielfach stark infektiösen Viren (vor allem Adenoviren) könnten effektiv mit diesen viruziden Lösungen behandelt werden, die auch sämtliche nachgewiesenen Bakterien sicher abtöten. Hier sind umfangreiche Untersuchungen ebenfalls dringend anzuraten.

Das Dibenzoylperoxid hat neben der jetzigen Anwendung bei Akne noch ein weit größeres Therapiepotential und sollte nach entsprechender Forschung auch innerlich zur Anwendung kommen.

50 Jahre sind bezüglich der Krebsbehandlung mit der Kombination aus Bestrahlung und Wasserstoffperoxid unter ungezählten, unnötigen Opfern verloren gegangen. Ähnliches trifft für die Behandlung mit den organischen Vertretern zu, die die toxischen Chemotherapien oft ersetzen könnten. Darüber hinaus haben sie „Nebenwirkungen", die erstmals in der

Geschichte der Tumorbekämpfung die Lebensqualität von Krebskranken verbessern und gleichzeitig gesunde Zellen vor negativen Strahleneffekten schützen. Perspektivisch interessant ist auch die kombinierte Anwendung mit physikalischer Energie wie Mikrowelle, radioaktiver Strahlung und Hyperthermie, gegebenenfalls unter Zusatz von Reduktionsmitteln wie dem sehr hoffnungsvollen Geranylhydrochinon.

Angesichts der derzeitigen medizinischen Sachlage muss man trotz all dem leider vorerst zu der Einschätzung gelangen, dass die Peroxide noch (oder wieder) die meist unterschätzte Stoffgruppe in der Medizin darstellen.

Ein gewisses, wenn auch langsames Umdenken hat dabei durch die Entdeckung des Artemisinins begonnen, besonders durch dessen festgestellte Aktivität gegen eine große Anzahl verschiedener Tumorzellen. In diesem Bereich der Krebsbekämpfung gibt es noch einige synthetische Peroxide mit nicht allzu komplizierter Herstellung, die für verschiedene Anwendungen – einschließlich der Desinfektion bei vermutlich sehr niedriger Toxizität – nützlich erscheinen und bisher völlig unbeachtet geblieben sind. Zurzeit wird hauptsächlich versucht, synthetische Analoge des Artemisinins bei gleichbleibender Wirksamkeit herzustellen und dabei möglichst viele Strukturelemente zu variieren. Am Beispiel des HMTDs wird deutlich, dass auch andere, leicht herstellbare Peroxide in verschiedener Hinsicht wirksam sind und sogar für der Krebsbekämpfung bessere Eigenschaften haben können als dieser natürlich vorkommende Arzneistoff, der gegenwärtig mit Recht eine sehr große Wertschätzung bei der Malariatherapie genießt.

Angesichts der medizinischen Sachlage muss man zu der Einschätzung gelangen, dass die Peroxide die meist unterschätzte Stoffgruppe in der Medizin darstellen.

Was die äußerliche Anwendung des Wasserstoffperoxids hinsichtlich der Bekämpfung von Erregern aller Art, Durchblutungsstörungen und Juckreiz betrifft, wird diese als eine zuverlässige und äußerst billige Alternative sicher zuerst wieder in den Praxen von Heilpraktikern realisiert werden und erst ganz allmählich erneut in den ärztlichen Bereich diffundieren, wenn die Geldmittel im Gesundheitswesen nicht mehr so üppig vorhanden sind – was hoffentlich viele Apothekenprodukte mit zweifelhaftem Nutzen und stark überhöhten Preisen überflüssig machen wird.

Noch ein sehr interessanter Therapieansatz, der bisher nicht näher beleuchtet wurde, ergibt sich aus der Veterinärmedizin. So wird in den USA die durch einen Virus induzierte Leukämie bei Katzen behandelt, indem Wasserstoffperoxid dem Trinkwasser der betroffenen Tiere zugemischt wird. Diese erfolgreiche Behandlung beweist, dass das Peroxid über die Magenschleimhäute in den gesamten Organismus und so zur Wirkung gelangt. Äußerlich zeigt die Substanz in Bädern (bis etwa 0,3 Prozent Konzentration) ausgezeichnete Erfolge gegen Flöhe und andere Parasiten bei Hunden und Katzen. Die Peroxidgruppe wirkt hier genauso wie beim früher verwendeten, innerlich verabreichten Ascaridol zur Bekämpfung der parasitären Würmer. Auch in diesem Fall sollten untoxische organische Peroxide erneut getestet werden, da die üblichen Therapien oft nicht optimal wirken.

Von hier lässt sich auch der Bogen zur Bekämpfung von Erregern bei Nutzpflanzen spannen, besonders im Biobereich, da die Substanz konkurrenzlos nur in Sauerstoff und Wasser vollständig zerfällt. Dabei sind die Wirkungen gegen Bakterien und deren Sporen, Pilze, Viren, Würmer und andere tierische Organismen wie Schildläuse besonders interessant. Das Peroxid wird hier die Substanz der Zukunft sein, wenn die Hemmwirkung und Anwendung bei den konkreten Erregern auch in diesem Bereich umfassend erforscht wird.

Außerhalb von Europa kann der lokale Einsatz zur Entgiftung von tierischen Giften bei sofortiger Anwendung der konzentrierten Präparate potentiell viele Leben retten und sollte ebenfalls unbedingt tiefgründig untersucht werden. Sicher wäre das Besprühen der Brutstätten der Malariamücken mit den sehr billigen, verdünnten Lösungen des Wasserstoffperoxids äußerst sinnvoll und muss ebenso erforscht werden.

Alle bis hier geschilderten Anwendungen lassen sich gut mit einer prosaischen Aussage aus dem 19. Jahrhunderts zusammenfassen, die eine Oxidation mit Wasserstoffperoxid auf chemischem Gebiet beschreibt:

> „Bei der Einwirkung des Wasserstoffsuperoxyds auf den unstabilen Körper verbrannte dieser heftig unter Entwicklung von nascierendem Sauerstoff und wurde zu ungiftigen Produkten zersetzt."

Letztlich wären aber neben diesen eher traditionellen Therapien auch neue, originelle Forschungen möglich und wichtig, so zu den mehrfach beobachteten antidepressiven Wirkungen. Hier sind sicher die noch sehr rätselhaften Beobachtungen der Autorin M. Cavanaugh in ihrem zuvor zitierten Buch einzuordnen. Sie erwähnt, dass Alkoholiker, die das gelöste Peroxid wegen verschiedener Leiden peroral einnehmen, keinen Zwang zum Trinken mehr verspüren! Angeblich soll dieser bei weiterer, chronischer Aufnahme nicht wiederkehren. In diesem Anwendungsbereich könnten bei der systematischen Erforschung des Phänomens sensationelle Resultate hinsichtlich der Neurochemie erreicht und dann auch zur praktischen Anwendung gebracht werden. Gleiches gilt auch für die schon vor über 100 Jahren beschriebene Wirkung gegen Kopfschmerzen und Malaria, die auftritt, wenn man stark verdünnte Peroxidlösung (um die ein Prozent) inhaliert, was bei Malaria im Hinblick auf den gegenwärtigen Einsatz des Artemisinins recht eingängig erscheint.

In meinen langjährigen Forschungen habe ich diese Substanzklasse mit ihren eindeutigen chemischen Reaktionen stets als zuverlässig handhabbar erlebt. Dass dies auch analog im biologisch-pharmakologischen Bereich gilt, sollte aus dem hier Dargestellten ersichtlich geworden sein. Wie zu lesen war, fehlt es beim gesamten Themenkomplex weder an langjährigen Studien noch an wissenschaftlicher Grundlagenforschung in verschiedenen Ländern – sondern höchstens an dem Mut, den Peroxiden wieder den Stellenwert einzuräumen, der ihnen gebührt.

Anhang 1: Einige Hinweise zum häuslichen Wasserstoffperoxid-Einsatz

Die folgende Aufstellung ist ein Wegweiser zu Alltagsanwendungen des Wasserstoffperoxids, wie sie laut den relevanten Literaturstellen mit gutem Erfolg eingesetzt wurden.

In der US-amerikanischen Literatur wird oft die Reinheit des Peroxids strapaziert – angeblich sei demnach nur 30-prozentiges „food grade" Peroxid nach der Verdünnung wegen seiner Reinheit verwendbar. Das trifft für Deutschland nicht zu. Das dreiprozentige Präparat aus der Apotheke kann bedenkenlos benutzt werden. Hier sind nur sehr kleine Mengen Phosphorsäure zur Stabilisierung mitenthalten, die auch in Cola und vielen Lebensmitteln zugelassen sind. Ich habe auch zehnprozentige Lösungen chemisch untersucht, die Firmen zur Restaurierung von Kunstwerken (z.B. Aurelio, Görlitz) anbieten. Diese hatten eine vergleichbare Reinheit wie die Präparate aus der Apotheke – man braucht sich hierzulande also keine Sorgen über Verunreinigungen zu machen. Die Verdünnung erfolgt mit destilliertem Wasser.

Achtung! Bei allen beschriebenen Peroxidanwendungen sollte stets auf eine mögliche Bleichwirkung auf Farbtextilien und Haare geachtet werden. Ein Sprühen in die Augen ist strikt zu vermeiden.

Umrechnungen

Einprozentige Lösung: Zwei Volumen Wasser werden zu einem Volumen dreiprozentige Lösung gegeben. Die einprozentige Lösung kann mit dem gleichen Volumen Wasser zu 0,5 Prozent verdünnt werden.

Dreiprozentige Lösung: Sieben Volumen Wasser werden zu drei Volumen zehnprozentiger Lösung gegeben. Ebenso wäre diese Lösung durch Eingießen von einem Volumen 30-prozentiger Lösung zu neun Volumenteilen Wasser herstellbar.

Hautkrankheiten

Stärke der Lösung: Dreiprozentige Lösung, mitunter auch einprozentige ausreichend. Bei starken lokalen Infektionen: zehn Prozent.

Anwendungsgebiete: Insektenstiche; Allergien, auch auf Pflanzen; juckende Ekzeme; Psoriasis; Herpes; Pusteln bei Windpocken; Akne; bakterielle und pilzliche Infektionen

Mund- und Zahnerkrankungen

Stärke der Lösung: Dreiprozentige Lösung.

Anwendung: Nach dem Zähneputzen zweimal pro Tag zwei Minuten spülen, danach ausspucken. Mehrere Wochen bis zum Abklingen der Erscheinungen anwenden.

Vaginalinfektionen

Stärke der Lösung: Dreiprozentige Lösung.

Anwendung: Auf einem getränkten Wattebausch ein- bis zweimal pro Tag anwenden. Oft reicht auch schon die mit Wasser zu gleichen Teilen verdünnte Lösung (1,5 Prozent) zur Behandlung.

Atemwege

Stärke der Lösung: Einprozentige Lösung meist ausreichend, nur selten sind drei Prozent erforderlich.

Anwendung: Mit Sprühflasche zweimal pro Tag sprühen, bei akuten Fällen auch alle zwei Stunden. Dabei jeweils vorher ausatmen und danach sechs Sprühstöße applizieren.

Anwendungsgebiete: Bronchitis, Rachen-, Kehlkopf- und Mandelentzündungen, Prophylaxe und Behandlung von Grippe. Über eine Verbesserung der Atmung bei Asthma und der Chronisch Obstruktiven Lungenerkrankung (COPD) wird berichtet. Darüber hinaus wird eine 0,5- bis einprozentige Lösung (handwarm) bei akutem und chronischem Schnupfen angewendet, wo es zu (harmlosem) Niesen kommen kann.

Durchblutungsstörungen und Pilzerkrankungen

Anwendung bei Fußpilz: einmal pro Tag für 20 Minuten ein Fußbad mit dreiprozentiger Lösung ohne weiter Zusätze durchführen. Pilzerkrankungen an anderen Hautstellen mit dreiprozentiger Lösung zweimal pro Tag besprühen oder durch Wattebausch auftragen und eintrocknen lassen.

Anwendung bei Durchblutungsstörungen im Bein: Hier kann mit drei- oder zehnprozentiger Lösung besprüht werden. Die Lösung trocknet dann spontan. Bei der Anwendung von zehnprozentigem Peroxid wird nur jeden 2. Tag gesprüht.

Arthrose, Herz-Kreislauf-Erkrankungen und Erschöpfung

Anwendung: Zweimal pro Tag 0,5 Gramm Magnesiumperoxid, als Handelsprodukt in Wasser aufgeschäumt.

Anhang 2: Die Herabwürdigung von innovativer Medizin – zwei Lehrstücke

Neben den Peroxiden gibt es noch andere wenig bekannte Mittel und Wege, den Tumorstoffwechsel zu beeinflussen. Ich erläutere sie hier, weil an ihrer Geschichte ebenfalls demonstriert werden kann, wie die Wissenschaft funktionierende alternative Methoden verbannt.

Die innovative Erkenntnis, dass bestimmte Wirkstoffe den Stoffwechsel aller Krebsarten beeinflussen können, wird noch heute am meisten bekämpft. Zwar zeigen die klinischen Erfahrungen der mit herkömmlichen Zytostatika behandelten Patienten an, dass diese in gewissen Kombinationen am besten wirken, jedoch hat dies meist auch zur Folge, dass sich deren Nebenwirkungen addieren. Und im Gegensatz zu den alternativen Wirkstoffen nutzen gängige Chemotherapien nicht die grundlegenden Stoffwechselunterschiede zwischen Normal- und Krebszellen, sondern stören in unterschiedlichem Ausmaß nur die biochemischen Wege, die bei beiden Zelltypen vorkommen – sie sind also wenig selektiv.

Systemische Krebs-Mehrschritt-Therapie nach Ardenne

Manfred von Ardenne (1907-1997) war ein genialer deutscher Erfinder, der das erste von seinen 600 Patenten schon im Alter von 16 Jahren anmeldete. Der Bereich der angewandten Physik wurde von ihm auf den Gebieten Rundfunk- und Fernsehtechnik, Elektronenmikroskopie, Plasmatechnik und als Zwangsverpflichtung nach dem Krieg in der Sowjetunion bei der Nukleartechnik (Atombombe) sehr innovativ bearbeitet. Ende der 1950er Jahre wandte sich sein Interesse auch dem Gebiet der

Medizintechnik zu und ab 1958 pflegte er einen regen Austausch mit Otto Warburg, der seine medizinischen Ideen stark unterstützte. Dabei wurde in Dresden in Zusammenarbeit mit Medizinern das Konzept der Mehrschritt-Therapie bei Krebs entwickelt.

Ardenne war der Erste, der die Hyperthermie wissenschaftlich methodisch vorgehend als Krebstherapie anwendete. Die Grundlage bildete eine Überwärmung (Hyperthermie) der Krebszellen, die daraufhin aufgrund ihrer Unterschiede im Stoffwechsel zu normalen Zellen weit empfindlicher auf verschiedene Einflüsse reagierten. Ein weiterer Teil der Mehrschritt-Therapie bestand in der Injektion von Glukose vor der Behandlung, damit durch die resultierende Übersäuerung in den Krebszellen diese unter der Hyperthermie bei gleichzeitiger Sauerstoffbeatmung schließlich absterben. Ganz im Sinne der Warburg-Hypothese wird hier also die Gärung in den Krebszellen als deren Achillesferse benutzt.

Schaut man aus der historischen Distanz auf die Diskussionen und Vorgänge um diese Therapie, dann wird Folgendes deutlich:

1. Die Medizin aus Ost und West lehnte die Therapie sofort vollständig ab, ehe sie überhaupt umfangreiche Resultate liefern konnte. Man war von Anfang an voreingenommen und gab ihr nicht die Chance, sich wissenschaftlich zu beweisen. Dies liegt wohl auch daran, dass ein ausgesprochener Standesdünkel vorhanden war.

2. Dieser ist unter anderem daran zu erkennen, dass in den Diskussionen und Artikeln ständig vom „Physiker“ von Ardenne geredet wird, teils mit bissigen Bemerkungen in dem Sinne, dass er doch die Patienten nicht beliebig austauschen könne wie seine physikalischen Objekte. Wie konnte ein genialer Erfinder aus der Naturwissenschaft es nur wagen, innovativ in die Medizin einzusteigen? Es folgten diverse – und im Bereich alternativer Ansätze altbekannte – Entwicklungen, wie die Ablehnung von Artikeln oder die Schließung von Behandlungseinrichtungen.

Schließlich wurden nach 1990 unter den neuen politischen Bedingungen Gelder nicht mehr bewilligt und die Forschung musste zwangsläufig allmählich auslaufen.

Das Verfahren benötigte einen recht hohen technischen Aufwand mit entsprechenden Kosten und die angewandte Ganzkörperhyperthermie war für den Patienten sehr belastend, weshalb sie unter Narkose durchgeführt wurde. 1999 bescheinigte aber ein Resümee, dass das Verfahren für den Patienten sicher ist. Aus heutiger Sicht erscheint es für die neutrale Einschätzung der Wirksamkeit der Methode wenig förderlich, dass von Anfang an nur solche Fälle behandelt wurden, die mit herkömmlichen Verfahren nicht mehr beeinflussbar waren. Dies bot eine Angriffsfläche für verschieden geartete Kritiken – denn natürlich durfte es nicht sein, dass dort, wo die Schulmedizin gescheitert war, Erfolge zu verzeichnen waren, noch dazu von Außenseitern. Dennoch gab es sie … und schließlich einen heftigen Streit darüber, wie signifikant diese Resultate wirklich seien. Eine unrühmliche Rolle spielte hier auch manche Zeitschrift.

Das Konzept kann man nicht als gescheitert bezeichnen, da es nie vollendet werden konnte. Von Ardennes Traum, dass objektiv untersucht werden solle, ob die Therapie nach Operation oder Bestrahlung eine weitere Entwicklung von Metastasen verhindert, blieb leider unerfüllt. Sicher wäre es vom heutigen Standpunkt aus besser gewesen, das gleich in der Anfangszeit zu untersuchen.

Bezeichnend ist auch die Entwicklung der letzten beiden Jahre. Zuerst wurde euphorisch von echten klinischen Durchbrüchen bei der Kombination aus lokaler Hyperthermie und Chemotherapie zur Behandlung vom Krebs des Brustfells gesprochen. In diesem Jahr folgten dann die gleichen Aussagen von anderen Arbeitsgruppen bei analogen Behandlungen im Bauchraum. Doch in den Artikeln wird mit keiner Silbe erwähnt, wer die Hyperthermie eigentlich eingeführt hat. Vor Jahren entgegnete ein Chefarzt auf eine entsprechende Frage: „Der Name ist verbrannt“. Besser kann man pathetisch-zynisch nicht ausdrücken, dass der erste Anwender

der Hyperthermie als Quereinsteiger – nahezu inquisitorisch, bedenkt man die Wortwahl – aus der Medizingeschichte dauerhaft verbannt werden soll.

Trotzdem ist und bleibt Manfred von Ardenne der Begründer der Anwendungen, die heute als Innovation gefeiert werden. An diesem Beispiel zeigt sich, dass es mitunter auch als alternativ abqualifizierte Behandlungen unter anderen Vorzeichen wieder in die „etablierte" Medizin schaffen können: als neue Therapiewelle nach etwa 50 Jahren.

Sehr interessant wäre in dieser Hinsicht für die Zukunft, die Peroxide in der Kombination mit der Hyperthermie zu testen, wie schon beim Patent von Holt angedeutet wurde – denn bei dieser Anwendung sind weit weniger Nebenwirkungen zu erwarten als beim heute gefeierten Verfahren mit der herkömmlichen Chemotherapie.

Dichloressigsäure: Eine bemerkenswerte Substanz zur Stoffwechselbeeinflussung

Vor etwa fünf Jahren erregte eine einfach gebaute Substanz, die schon über 100 Jahre bekannt ist, erstmals große Aufmerksamkeit bezüglich ihrer Hemmwirkung bei Krebs. Wie auch schon am Namen erkennbar ist, zeigt die Dichloressigsäure eine enge strukturelle Ähnlichkeit zur Peressigsäure. Durch die beiden Chloratome ist sie noch saurer als der Grundkörper Essigsäure, ihre Salze sind dagegen neutral – und in dieser Form kann die Substanz angewendet werden.

Dichloressigsäure ist chemisch gesehen ein kleines Molekül, kann sich dadurch nach oraler Resorption überall im Körper verteilen und auch die sogenannte Blut-Hirn-Schranke überwinden, also schließlich im Gehirn wirken.

Schon seit 40 Jahren wird die Substanz bei einer sehr seltenen Erkrankung sogar bei Kindern angewendet – der Laktatazidose. Bei dieser erblichen Stoffwechselerkrankung funktionieren die Mitochondrien nicht richtig und produzieren übermäßige Mengen an Milchsäure (Laktat). Die Dichloressigsäure hemmt ein Schlüsselenzym, woraufhin die Mitochondrien wieder normal arbeiten können und die Glykolyse (Gärung) beseitigt wird.

Evangelos Michelakis von der Universität von Alberta (Edmonton, Kanada) interessierte sich ursprünglich für die Substanz, weil er sie bei der Behandlung von Lungenhochdruck einsetzen wollte. Beim Literaturstudium fiel ihm auf, dass der Warburg-Effekt genau die Störung des Stoffwechsels beschreibt, die sowohl bei der Erbkrankheit als auch in Krebszellen auftritt. Die folgenden In-vitro-Versuche mit Zellen von Tumoren der Brust, der Lunge und des Gehirns förderten ausgeprägte Hemmeffekte zutage. Implantierte Geschwülste in Ratten schrumpften, wenn ihr Trinkwasser mit der Substanz versetzt wurde. Die Wirkung der Dichloressigsäure stellt damit den ultimativen Beweis dar, dass Warburg Recht hatte. Sensationell an den Ergebnissen ist, dass die Mitochondrien bei Krebszellen zwar in der Funktion beschädigt sind, aber durch die Enzymhemmung eine funktionelle Regeneration erfolgt. Damit wird die Unsterblichkeit der Tumorzellen aufgehoben und wieder ein programmierter Zelltod möglich. Normale Zellen werden nicht geschädigt.

Zwar sind aus der Therapie der erblichen Störung Nebenwirkungen der Substanz bekannt – wie Magenbeschwerden, Schmerzen in den Muskeln oder Taubheitsgefühle –, diese fallen aber gegenüber denen von Zytostatika nicht ins Gewicht.

Bisher wurden nur sehr wenige Patienten behandelt. Bei vier Kranken mit einem sehr aggressiven Hirntumor (Glioblastom) wirkte die Substanz ausgesprochen hemmend, wie es mit anderen Substanzen noch nie beobachtet wurde. Darüber hinaus bestätigen mehrere Artikel der

Grundlagenforschung die biochemischen Grundlagen der Wirkung auf die Mitochondrien.

Trotzdem melden sich bereits jetzt Kritiker, die sich nicht vorstellen können, dass die preiswerte Substanz wie beschrieben wirken kann, was an so manche Diskussion zum Wasserstoffperoxid gemahnt. Schon fallen Begriffe wie Unfug und Scharlatanerie, und das in dieser sehr frühen Phase. Auch kann man nur grobe Unkenntnis konstatieren, wenn über die stark ätzende Säure gesprochen wird, die doch hier als neutrales Salz angewendet wird. Natürlich nimmt niemand Schwefelsäure als Abführmittel – wohl aber Natrium- und Magnesiumsalze (Glauber- und Bittersalz)!

Erschwerend kommt hinzu, dass kein großer Pharmakonzern gefunden werden kann, der den nicht mehr patentierbaren Stoff unter Einsatz von 100 Millionen Dollar zum marktreifen Arzneimittel entwickelt. Dabei erscheinen die angegebenen Kosten in dem Falle rätselhaft, da die Substanz schon therapeutisch innerlich angewendet wird. Aufbauend auf dieser anfänglichen Investition könnte dann jede Firma ihre eigenen Produkte der an sich nur wenige Cent kostenden Einzeldosis auf den Markt bringen.

Manche „Unfugs"-Bemerkung könnte auch von einem Lobbyisten der gegenwärtigen Zytostatikaproduzenten stammen. Unter den Arzneimitteln bringen Zytostatika heute einfach das meiste Geld, und welcher Hersteller will schon eine alte, preiswerte und auch noch wirksame Substanz auf dem Markt sehen, wenn er Unsummen in neueste gentechnische Entwicklungen steckt? Dabei ist unbezweifelbar, dass neue Substanzen unbedingt nötig sind. Erst in diesem Jahr wurde bekannt, dass nach der Gabe von Zytostatika oft schwere Herzschäden auftreten, die in der Regel bei der Zulassung durch Firmen unterschlagen und kaum in bekannten Zeitschriften erwähnt werden.

Ein Hoffnungsschimmer mag es sein, dass derzeit Forschungen durchgeführt werden, die Substanz an einen, vielleicht zusätzlich aktiven, Träger zu binden, wodurch sie patentierbar wäre.

Die Zukunft einer Anwendung der biochemisch begründeten Wirkung der Dichloressigsäure ist also ungewiss. Auch sie könnte in der „alternativen Schublade“ landen, was eine Großforschung endgültig verhindern würde. Schließlich werden sich verzweifelte Patienten die Substanz aus dem Chemikalienhandel besorgen und unkontrolliert einnehmen. Müssen auch hier erst wieder 50 Jahre ins Land gehen, bis es zu einer Therapiewelle kommt?

Literatur- und Quellenverzeichnis

Eigene Peroxidarbeiten

Gartz, J.: „Nachweis der selektiven Homolyse einer -O-O-Gruppierung im 3, 3'- Bis-tert.-butyl-peroxycarbonyl-dipropionyl-peroxid“, Diplomarbeit, TH „Carl Schorlemmer“, Leuna-Merseburg (1976)

Gartz, J.: „Synthese und Zersetzungen neuartiger bifunktioneller Peroxide – Untersuchungen zum radikalinduzierten Zerfall der Peroxide“, Dissertation, TH „Carl Schorlemmer“, Leuna-Merseburg (1981)

Gartz, J.: „Zur chemischen Stabilität eines Dibenzoylperoxid-Hydrogels“ in *Die Pharmazie* 36:859 (1981)

Gartz, J.: „Zur chemischen Stabilität von Imidazolantimykotika-Dibenzoylperoxid-Gemischen in verschiedenen galenischen Grundlagen“ in *Die Pharmazie* 39:276 (1984)

Schulz, M. u. Gartz, J.: „Verfahren zur Herstellung von Alkylperoxycarbonsäuren", DDR-Wirtschaftspatent Nr. 201026 (1981)

Schulz, M. u. Gartz, J.: „Verfahren zur Herstellung von Alkylperoxyalkylhypochloriten", DDR-Wirtschaftspatent Nr. 201302 (1981)

Schulz, M.; Gartz, J.; Thümmler, W. u. Weber, J.: „Verfahren zur Herstellung von bifunktionellen Azoperestern", DDR-Wirtschaftspatent Nr. 147235 (1979)

Schulz, M.; Gartz, J.; Weber, J. u. Thümmler, W.: „Verfahren zur Herstellung von bifunktionellen Oxalsäureperestern", DDR-Wirtschaftspatent Nr. 148217 (1979)

Schulz, M.; Gartz, J.; Weber, J. u. Thümmler, W.: „Verfahren zur Herstellung von bifunktionellen organischen Peroxiden", DDR-Wirtschaftspatent Nr. 148218 (1979)

Schulz, M.; Gartz, J. u. Jüngling, T.: „Azoperoxide: 8-Synthese und Zerfall des Azo-bis-(isobutyl-tert.butyl-peroxyoxalats)" in *J. Prakt. Chem.* 324:589-595 (1982)

Wasserstoffperoxid

Arthen, C.: „Mangelnde Hygiene – Der Tod lauert im Krankenhaus" auf News.de, 24.08.2010, http://www.tinyurl.com/k5std9c/ (aufgerufen: September 2013)

Barkleit, G.: „Krebsforschung: Scheitern eines innovativen Ansatzes" in *Deutsches Ärzteblatt* 102(6):344-348 (2005)

Bethmann, W. u. Schottke, C.: „Die Wirkung lokaler Sauerstoffanwendung auf die Einheilung gestielter Lappen in der plastischen Chirurgie" in *Zbl. Chirurgie* 92:135 (1967)

Böhm, W. u. Kühn, K. H.: „Zur mykostatischen Wirkung von Wasserstoffperoxid auf Faden-, Sproß- und Schimmelpilzarten" in *Derm. Wschr.* 154:769 (1967)

Brandt, W. (Hrsg.): „Wasserstoffperoxid-Symposium: Zur klinischen Anwendung hochprozentiger Wasserstoffperoxid-Präparate", 10.03.1967, GERMED (1968)

Bräter, E.; Ludewig, R. u. Schönborn, C.: „Hinweis zur Behandlung der Kälberflechte mit hochprozentigen Wasserstoffperoxidzubereitungen" in *Monatshefte für Veterinärmedizin* 268 (1968)

„Brockhaus ABC Chemie in zwei Bänden" Band 2, l-z, S. 830, 1522, 1564 (F. A.Brockhaus: Leipzig, 1969)

Brown, E. A. et al.: „A new antiseptic solution for topical application" in *New England J. Med.* 234:468-472 (1946)

Cardone, A. et al.: „Utilisation of Hydrogen Peroxide in the Treatment of Recurrent Bacterial Vaginosis" in *Minerva Ginecol.* 55(6):483-489 (2003)

Cavanaugh, M.: „The one minute cure: the secret of healing virtually all diseases" (Think-Outside-the-Book Publishing, Inc., 2009)

Chen, Q. et al.: „Pharmacologic doses of ascorbate act as a pro oxidant and decrease growth of aggressive tumor xenografts in mice" in *PNAS* 105(32):1105-1109 (2008)

Dringen, R. et al. : „Peroxide detoxification by brain cells" in *Journal of neuroscience research* 79:157-165 (2001)

Elsasser, W. u. Neudel, G.: „Über das gedeckte Hirntrauma und neue Wege der Behandlung" in *Bruns Beiträge klin. Chirurgie* 202:350 (1961)

Farr, C. H.: „The therapeutic use of intravenous hydrogenperoxide. A review, experimental evidence of physiological effect and clinical experience“ (1986)

Felker, A. u. Rothe, K.: „Klinische Erfahrungen mit der epikutanen Anwendung von Wasserstoffperoxid in der Geburtshilfe“ in *Dt. Ges. Wes.* 22:1119 (1967)

Focus online: „Wundheilung: Wasserstoffperoxid aktiviert Immunabwehr“, 03.06.2009, http://tinyurl.com/qv2om3 (aufgerufen: November 2013)

Francke, K. u. Ludewig, R.: „Zur lokalen Anwendung von Wasserstoffperoxid bei tetanusinfizierten Mäusen“ in *Zbl. Chirurgie* 87:1893 (1962)

Gartmann, H. u. Höfs, W.: „Zur Steigerung der Röntgenstrahlenempfindlichkeit von bösartigen Hautgeschwülsten durch Wasserstoffperoxydsalbe“ in *Archiv klin. exp. Dermatologie* 213:136 (1961)

Gough, D. R. u. Cotter, T. G.: „Hydrogen peroxide, a Jekyll and Hyde signalling molecule“ in *Cell Death and Diseases* 213, Online-Publikation, 06.10.2011

Grotz, W. (Hrsg.); Marchand, C.: „The therapeutical applications of hydrozone and glycozone. Rational treatment of diseases characterized by the presence of pathogenic germs“ (ECH2O2, 1989; Neuauflage der Ausgabe von 1904)

Handrick, W.; Stein, H.-E.; Schmidt, J. u .Ludewig, R.: „Untersuchungen über die viruzide Wirkung von Wasserstoffperoxid“ in *Z. ges. Hygiene* 15:612 (1969)

Harman, D.: „Aging: A theory based on free radical and radiation chemistry“ in *J. of Gerontology* 11:298-300 (1956)

Harmuth, M. u. Ludewig, G.: „Zur anthelminthischen Wirksamkeit von Wasserstoffperoxid“ in *Die Pharmazie* 18:774 (1963)

Hauschild, F. u. Ludewig, R.: „Lokale Sauerstofftherapie durch epikutane Anwendung von Wasserstoffperoxyd“ in *Dt. Ges. Wes.* 14:1711 (1959)

Hauschild, F. u. Ludewig, R.: „Entgegnungen zu ‚Oxymetrische Untersuchungen unter besonderer Berücksichtigung von Angioorganopathien und der Therapie mit O2 und H2O2‘“ in *Z. ges. innere Medizin* 16:92 (1961)

Hauschild, F.; Ludewig, R. u. Mühlberg, H.: „Über die ‚ätzende‘ Wirkung von Wasserstoffperoxid“ in *Arch. exper. Path. u. Pharmakologie* 235:51 (1958)

Heller, H.: „Oxymetrische Untersuchungen unter besonderen Berücksichtigung von Angioorganopathien und der Therapie mit O2 und H2O2“ in *Z. ges. innere Medizin* 15:520 (1960)

Höfs, W.: „Zum radiomimetischen Effekt von Wasserstoffperoxydsalbe“ in *Dt. Ges. Wes.* 14:1813 (1959)

Höfs, W. u. Ludewig, R.: „Steigerung der Röntgenstrahlenempfindlichkeit von Hauttumoren durch epikutane Wasserstoffperoxyd-Applikation“ in *Dermatologische Wochenschrift* 139:353 (1959)

Hübner, G. u. Ludewig, R.: „Zur Permeation von Wasserstoffperoxid“ in *Die Naturwissenschaften* 48:72 (1961)

Kang, J. S. et al.: „Sodium ascorbate (vitamin C) induces apoptosis in melanoma cells via the down-regulation of transferrin receptor dependent iron uptake“ in *J. of Cellular Physiology* 204:192-197 (2003)

Kiebisch, M. A. et al.: „Cardiolipin and electron transport chain abnormities in mouse brain tumor mitochondria: lipidomic evidence supporting the Warburg theory of cancer“ in *The Journal of Lipid Research* 49:2545-2556 (2008)

Koch, W. F.: „The Survival Factor in Neoplastic and Viral Diseases“ (Priest River: Idaho, 1921)

Kühne, K. H.: „Warzenbehandlung mit Wasserstoffperoxydsalbe“ in *Aesth. Med.* 15:245 (1966)

Kühne, K. H. u. Neubert, H.: „Die Therapie variköser Unterschenkelgeschwüre mit Wasserstoffperoxidpuder Elawox“ in *Medicamentum* 10:73 (1969)

Lichtenbaum, R. et al.: „Intratumoral hydrogen peroxide injection during meningioma resection“ in *Neurosurgery* 59(OVS Suppl):470-473 (2006)

Lopez-Lazaro, M.: „Dual role of hydrogen peroxide in cancer: Possible relevance to cancer chemoprevention and therapy“ in *Cancer Letters* 252(1):1-8 (2007)

Love, I. N.: „Peroxide of Hydrogen as a remedial agent“ in *JAMA* 9:262-265 (1888)

Ludewig, R.: „Zur epicutanen Anwendung von Wasserstoffperoxyd“ in *Med. Bild* 1:129 (1958)

Ludewig, R.: „Sauerstoffinsufflation durch epicutane Anwendung von Wasserstoffperoxyd“ in *Z. ges. exp. Med.* 130:343 (1958)

Ludewig, R.: „Zur intraoralen Anwendung von Wasserstoffperoxyd“ in *Z. ges. exper. Med.* 131:452 (1959)

Ludewig, R.: „Entgegnungen zur Arbeit von Gotfryd ‚Untersuchungen über die Ätz- und Heilwirkung des Perhydrols‘“ in *Dtsch. zahnärztliche Z.* 16:367 (1961)

Ludewig, R.: „Zur Anwendung hochprozentiger Wasserstoffperoxydlösungen in der Zahnheilkunde“ in *Dt. zahnärztliche Z.* 15:444 (1960)

Ludewig, R.: „Epicutane Anwendung hochprozentigen Wasserstoffperoxyds in der Behandlung peripherer Durchblutungsstörungen“ in *Verhandlungen der Dt. Gesellschaft Innere Medizin* 621 (1961)

Ludewig, R. u. Görisch, V.: „Zur Penetration und Utilisation des Wasserstoffperoxyds“ in *Acta biol. med. germ.* 6:249 (1961)

Ludewig, R.: „Nachweis von 18 O in Exspirationsluft und Blut während sublingualer Einwirkung 18 O-markierten Wasserstoffperoxids“ in *Abhandlungen Dt. Akad. Wissenschaften Berlin, Klasse f. Chemie, Geologie u. Biologie* 7:549 (1964)

Ludewig, R.: „Über die transkutane Einwirkung von Wasserstoffperoxid auf den Verlauf peripherer Durchblutungsstörungen“, 3. Ungarische Konferenz für Therapie und pharmakologische Forschung, Budapest 06.–11.10.1964

Ludewig, R.: „Zur Wirkungsweise von Wasserstoffperoxid bei der Behandlung von Parodontopathien“ in *Dtsch. Stomat.* 16:192 (1966)

Ludewig, R.: „Experimenteller Beitrag zur Gangrän-Verhütung durch epikutane Anwendung von Wasserstoffperoxid“ in *Wiss. Z. Karl-Marx-Universität Leipzig. Math.- Naturwiss. Reihe* 16:23 (1967)

Ludewig, R.: „Zur Wirkung von Wasserstoffperoxid auf Tetanustoxin in Hautwunden“ in *Zbl. Chir.* 92:478 (1967)

Ludewig, R. u. Lohs, K.-H.: „Akute Vergiftungen“ (G. Fischer: Jena, 5. Auflage 1975)

Marchand, C.: „The therapeutical applications of peroxide of hydrogen (medicinal), Glycozone, Hydrozone and eye balsam“ (Nabu Press, 2010, Reprint von 1896)

Miyatake, K. et al.: „Non-surgical care for locally advanced breast cancer: radiologically assessed therapeutic outcome of a new enzyme-targeting radiosensitization treatment: Kochi Oxydol-Radiation Therapy for unresectable carcinomes typ 2 (KORTUC 2) with systemic chemotherapy" in *Onkol. Rep.* 24(5):1161-1168 (2010)

Mukherjee, S.: „Der König aller Krankheiten. Krebs – eine Biografie" (DuMont: Köln, 2012)

Munro, B.: „Hydrogen peroxide v. Prostate Cancer" auf *Educate-yourself. org,* 14.10.2005; http://tinyurl.com/ns63nzv (aufgerufen: November 2013)

Nawka, J.: „Ambulante Behandlung mit Wasserstoffperoxydsalbe" in *Z. ärztliche Fortbildung* 55:1251 (1961)

Neill, S.; Desikan, R. u. Hancock, J.: „Hydrogen peroxide signalling" in *Current Opinion in Plant Biology* 5:388-395 (2002)

Niethammer, P. et al .: „A tissue-scale gradient of hydrogen peroxide mediates rapid wound detection in zebrafish" in *Nature* 459:996-999 (2009)

Oliver, T. H.; Cantab, B. C. u. Murphy, D. V.: „Influenzal Pneumonia: the intravenous injection of hydrogen peroxide" in *The Lancet* 1:432-433 (21.02.1920)

Ogawa, Y. et al.: „New radiosensitization treatment (KORTUC 1) using hydrogen peroxide solution-soaked gauze bolus for unresectable and superficially exposed neoplasms" in *Oncol. Rep.* 19(6):1389-1394 (2008)

Ogawa, Y. et al.: „Phase 1 study of a new radiosensitizer containing hydrogen peroxide and sodiumhyaluronate for topical tumor injection: a new enzyme-targeting radiosensitization treatment. KOCHI Oxydol-Radiation therapy for unresectable carcinomas Type 2 (KORTUC 2)" in *Int. J. Onkol.* 34:609-618 (2009)

Ogawa, Y. et al.: „Safety and effectiveness of a new enzyme-targeting radiosensitization treatment (KORTUC 2) for intratumeral injection for Low-LET radioresistant tumors“ in *Int. J. Onkol.* 39:555-560 (2011)

Pelton, R. V. u. Overholser, L.: „Alternatives in Cancer Therapy“ (Touchstone, 1994)

Preusser, K.-P.: „Zur Wasserstoff-Peroxyd-Therapie peripherer Durchblutungsstörungen“ in *Dt. Ges. Wes.* 17:702 (1962)

Reznikov, K. et al.: „Clustering of apoptotic cells via bystander killing by peroxides“ in *The FASEB Journal* 14:1754-1764 (2000)

Roguski, J. P.: „The Truth about Food Grade Hydrogen Peroxide“, Gratis-eBook auf www.TheTruthAboutFoodGradeHydrogenPeroxide.com, die eine gute Zusammenfassung der alternativen Anwendung darstellt

Sasaki, H. et al.: „Application of Hydrogen Peroxide infusion to Maxillary Cancer“ in *Yonago Acta Medica* 11(3):141-149 (1967)

Schilling, I.: „Die epikutane Wasserstoffperoxid-Therapie peripherer Durchblutungsstörungen bei Diabetikern“ in *Dt. Ges. Wes.* 18:437 (1963)

Schmidt, H.: „Zur Behandlung peripherer Durchblutungsstörungen mit Oxydermsalbe“ in *Dt. Ges. Wes.* 18:140 (1963)

Schmoranzer, H.: „Neue Möglichkeit der Wundbehandlung mit hochprozentigem Wasserstoffperoxid“ in *Med. Bild* 9:44 (1966)

Schmoranzer, H.: „Zur Behandlung des Ulcus cruris und anderer chronischen Ulzerationen mit Wasserstoffperoxid-Puder“ in *Dt. Ges. Wes.* 21:2133 (1966)

Schneider, H.-G.: „Oxyderm-Salbe als Therapeutikum entzündlicher Parodontopathien“ in *Dtsch. Stomat.* 16:260 (1966)

Schneider, H.-G.: „Der Einfluß von Wasserstoffperoxid auf die Härte oraler Inkrustationen“ in *Medicamentum* 9:204 (1968)

Schneider, H.-G.: „Eine neue Form der Sauerstofftherapie entzündlicher Parodontopathien“ in *Blätter für Zahnheilkunde* 29:159 (1968)

Schönborn, C. u. Ludewig, R.: „Experimenteller Beitrag zur antimykotischen Wirkung von Wasserstoffperoxid“ in *Derm. Wschr.* 152:1105 (1966)

Schönborn, C. u. Ludewig, R.: „Untersuchungen über die Beziehung zwischen antimykotischer Wirksamkeit von Wasserstoffperoxid und Pilz-Katalaseaktivität“ in *Mykosen* 11:77 (1968)

Schönborn, C. u. Schmoranzer, H.: „Zur Hemmwirkung von Wasserstoffperoxid gegenüber Sproßpilzen“ in *Z. Haut- u. Geschl.-Kr.* 39:381 (1965)

Schoffke, S.: „Die Innenohrgeräusche und ihre medikamentöse Behandlung“ in *Medicamentum* 5:136 (1964)

Schroth, R.: „Oxymetrische Untersuchungen über die Rückwirkung epikutan verabfolgten Wasserstoffsuperoxydes auf die O2-Sättigung des Venenblutes“ in *Langenbecks Arch. klin. Chir.* Bd. 296:122 (1960)

Sprung, H. B. u. Ludewig, R: „Epicutane Wasserstoffperoxydanwendung in der Behandlung peripherer Durchblutungsstörungen“ in *Z. ges. innere Med.* 13:661 (1958)

Sprung, H. B. u. Ludewig, R.: „Über eine neuartige Sauerstoff-Therapie peripherer Durchblutungsstörungen“ in *Med. Bild* 3:1 (1960)

Sprung, H. B.; Ludewig, R. u. Gabsch, H. C.: „Zur epikutanen Anwendung von Wasserstoffperoxyd in der Behandlung peripherer Durchblutungsstörungen“ in *Langenbecks Arch. klin. Chir.* 294:671 (1960)

Stone, J. R. u. Yang, S.: „Hydrogen peroxide: A signaling messenger“ in *Antioxid Redox Signal* 8:243-270 (2006)

Tesla, N.: „Apparatus for Producing Ozone“, US-Patent Nr. 568177 (22.09.1896)

Veal, E. A.; Day, A. M. u. Morgan, B. A.: „Hydrogen peroxide: Sensing and Signaling“ in *Molecular Cell* 26:1-14 (2007)

Wächter, H.-J.: „Ein Beitrag zum Problem Wasserstoffperoxidsalbe“ in *Pharmazeutische Praxis* 200 (1968)

Wayne, R.: „Growing mushrooms the easy way: Home Mushroom Cultivation with Hydrogen Peroxide“ (1996)

Wehner, W.: „Klinische Erfahrungen mit der epikutanen Anwendung von Wasserstoffsuperoxyd“ in *Zbl. Chir.* 86:2475 (1961)

Werner, P.: „Otto Warburg. Von der Zellphysiologie zur Krebsforschung“ (Verlag Neues Leben: Berlin, 1988)

Yoshizaki, K. et al.: „Pro-senescent effect of hydrogen peroxide on cancer cells and its possible application to tumor suppression“ in *Biosc. Biotechnol. Biochem.* 73:311-315 (2009)

Zerna, M. u. Stein, H.-E.: „Klinische und bakterienwirksame Eigenschaften eines neuen hochprozentigen Wasserstoffperoxid-Puders“ in *Dt. Ges. Wes.* 23:1413 (1968)

Habilitationsschrift

Ludewig, R.: „Experimenteller Beitrag zur epikutanen und intraoralen Anwendung hochprozentiger Wasserstoffperoxid-Lösungen“ (Leipzig, 1963)

Dissertationen

Barkowa, E.: „Über den Einfluß der epikutanen Anwendung von konzentrierten Wasserstoffperoxidlösungen auf den Verlauf einer experimentellen Hypoxie" (Omsk, 1965)

Gross, S.: „Resorptionszeitmessung nach Behandlung mit einer 5%igen Wasserstoffperoxid-Salbe" (Dresden, 1963)

Haak, B.: „Schleimhautreaktionen im Munde nach Einwirkung von 30%igem Hydrogenium peroxydatum" (Dresden, 1960)

Harmuth, M.: „Über die anthelminthische Wirkung des Wasserstoffperoxids" (Leipzig, 1967)

Richter, H.-J.: „Verhalten des Sauerstoffs und Kohlenoxyds im abströmenden Blut bei Behandlungen mit Oxydermsalbe" (Dresden, 1966)

Riede, A.: „Zur Wirkung von Wasserstoffperoxid auf die Aktion des isolierten Froschherzens in Sauerstoffmangel" (Leipzig, 1963)

Rossner, M.: „Resorptionszeitmessungen nach Behandlung mit einer 20%igen Wasserstoffperoxyd-Salbe" (Dresden, 1963)

Stengel, W.: „Messung der Resorptionszeit am Kaninchenmuskel unter dem Einfluß von 10%iger Wasserstoffperoxyd-Salbe" (Dresden, 1963)

Artemisinin

Berger, T. G. et al.: „Artesunate in the treatment of metastatic uveal melanoma – first experiences" in *Oncology Reports* 14:1599-1603 (2005)

Cao, P. u. Wang,Z.: „Antitumor activities of artemisinin and its derivatives“ in *Zhongliu Fangzhi* 11:661-668 (2004)

Efferth, T.: „Willmar Schwabe Award 2006: Antiplasmodial and antitumor activity of artemisinin – From bench to bedside“ in *Planta Medica* 73:299-309 (2007)

Hou, J. et al.: „Experimental therapy of hepatoma with artemisinin and its derivatives: in vitro and in vivo activity, chemosensitization and mechanisms in action“ in *Clinical Cancer Research* 14:5519-5530 (2008)

Jansen, F. H. u. Soomro, S. A.: „Chemical instability determinates the biological action of the artemisinins“ in *Current Medical Chemistry* 14:3243-3257 (2007)

Meshnick, S. R. et al.: „Artemisinin and the Antimalarial Endoperoxides: from Herbal Remedy to Targeted Chemotherapy“ in *Microbiological Reviews* 60:301-315 (1996)

Moore, J. C. et al.: „Oral administration of dihydroartemisinin and ferrous sulfate retarded implanted fibrosarcome growth in the rat“ in *Cancer Lett.* 98:83-87 (1995)

Potawale, S. E. et al.: „Research and medicinal potential of Artemisia annua: a review“ in *Pharmacology online* 220-235 (2008)

Singh, N. u. Erma, K. V.: „Case report of a laryngeal squamous cell carcinoma treated with artesunate“ in *Archives of Oncology* 10:279-280 (2002)

Sonnenburg, Gisela: „Krebsbekämpfung: Dynamit aus dem Beifuß“ auf Taz.de, 20.07.2007; http://www.taz.de/!2101/ (aufgerufen: September 2013)

Sundar, S.N. et al.: „Artemisinin selectivily decreases functional levels of estrogen receptor-alpha and ablates estrogen-induced proliferation in human breast cancer cells“ in *Carcinogenesis* 29:2252-2259 (2008)

Yamachika, E. et al.: „Artemisinin. An alternative treatment for oral squamous cell carcinoma“ in *Anticancer Research* 24:2153-2160 (2004)

Zheng, G. Q.: „Cytotoxic terpenoids and flavonoids from Artemisia annua“ in *Planta Medica* 60:54-57 (1994)

Andere Peroxide mit nachgewiesener krebshemmender Wirkung

Bodaness R.: „Two-step cancer treatment method“, US Patent 5563132 (1996)

Dembitsky, V.M.: „Bioactive peroxides as potential therapeutic agents: invited review“ in *European Journal of Medicinal Chemistry* 43:223-251 (2008)

von Girsewald, C.: „Verfahren zur Herstellung von Hexamethylentriperoxyddiamin“, Deutsches Reichspatent Nr. 263459 vom 21. Juli 1913

Holt, J. A. C.: „Compositions for use in cancer therapy“, Patent EP 0531031 (1992)

Lefévre, R. u. Barangar, P.: „Les peroxydes et les derives polyphenoliques dans le traitement du cancer“ in *Giornale Italiano di Chemioterapia* 3(3-4):397-407 (1956)

Lefévre, R.; Barangar, P. u. Pariset, M.: „Essai de Traitement des Turmeurs Cancereuses Par un Derive Chaulmoogrique“ in *Acta-Unio Internationalis Contra Cancrum* 9(1):101-104 (1953)

Lefévre, R. u. Barangar, P:. „Chimiotherapie Anti-Cancereuse“ in *Acta-Unio Internationalis Contra Cancrum* 16 :887-900 (1960)

Lefévre, R. et al.: „Chimiotherapie Anti-Cancereuse“ in *Acta-Unio Internationalis Contra Cancrum* 20(1-2):329-332 (1964)

Lefévre, R. et al.: „Association radiotherapie-chimiotherapie dans le traitement des cancers“ in *Revue medicale du Moyen-Orient* 23(4):117-120 (1966)

Taylor, C. A. u. Rinkenbach, H. W.: „H.M.T.D.“ in *Zeitschrift für das gesamte Schieß- und Sprengstoffwesen* 20:11-12 (1925)

Urbanski, T.: „Chemie und Technologie der Explosivstoffe“ (Leipzig, 1963/64)

Dibenzoylperoxid

Alvarez, O. M.; Mertz, P. M. u. Eaglestein, W. H.: „Benzoylperoxide and epidermal wound healing“ in *Archives of dermatology* 119(3):222-225 (1983)

Brodie, B. C.: „Über die Bildung der Hyperoxyde organischer Säureradikale“ in *Justus Liebigs Annalen der Chemie* 108(1):79-83 (1858)

Cotterill, J. A.: „Benzoylperoxide“ in *Acta dermato-venereologica*, Supplementum 89:57-63 (1980)

Cunliffe,W. J. u. Burke, B.: „Benzoylperoxide: lack of sensitization“ in *Acta dermato-venereologica* 62(5):458-459 (1982)

Fernandez Vozmediana, J. M. et al.: „Benzoylperoxide in the treatment of decubitus ulcers“ in *Medicina cutanea ibero-latina-americana* 16 (5):427-429 (1988)

Kuflic, E.G.: „Benzoylperoxide gel in acne therapy“ in *Cutis* 17:176-177 (1976)

Loevenhart, A. S. C.: „Benzoylsuperoxid, ein neues therapeutisches Agens“ in *Therapeutische Monatsschrift* 12:426-428 (1905)

Merker, P. C.: „Benzoylperoxide: a history of early research and researchers“ in *Int. J. Dermatol.* 41(3):185-188 (2002)

Mguyen, L. G. u. Weiner, J.: „Treatment of pyoderma gangrenosum with benzoylperoxide“ in *Cutis* 19(6):842-844 (1977)

Pace, W. G.: „A Benzoylperoxide Sulfur Cream for Acne vulgaris“ in *Can. Med. Assoc. J.* 93:252-254 (1965)

Seubert, S.; Seubert, A. u. Ippen, H.: „Penetration of benzoylperoxide in the skin“ in *Der Hautarzt* 35(9):455-458 (1984)

Index

D

E

F

G

H

I

J

K

L

M

N

O

P

V

W

Z

Über den Autor

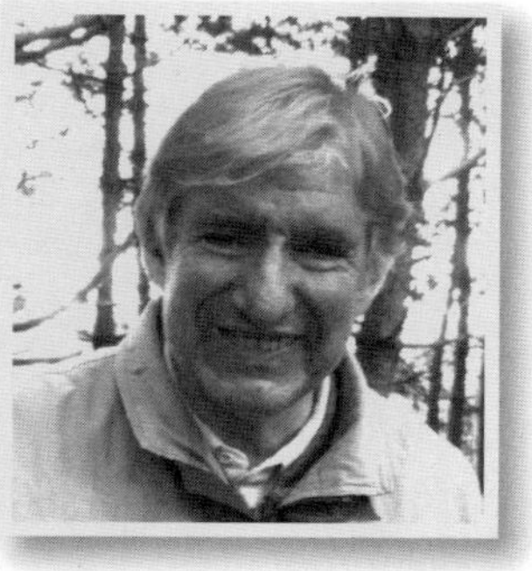

Dr. habil. Jochen Gartz (Jahrgang: 1953) studierte ursprünglich ab 1972 Chemie in Merseburg, wo er 1980 mit der Dissertation abschloss. Danach arbeitete er bis 1983 in der Pharmaindustrie in Leipzig. Dort analysierte und synthetisierte er Arzneistoffe.

Ab 1984 beschäftigte er sich langjährig mit der Bearbeitung von neuen Naturstoffen aus Pilzen (Habilitation 1989). Bei diesem Thema sind Pharmakologie und Chemie eng verknüpft. Im Rahmen dieser Arbeiten entdeckte er zusammen mit lokalen Mykologen in Südafrika und im Nordwesten der USA Pilzarten, die vorher auch der Wissenschaft noch unbekannt waren.

Bis heute hat er über 100 Fachartikel in wissenschaftlichen Zeitschriften und folgende Bücher veröffentlicht:

„Narrenschwämme – Psychoaktive Pilze rund um die Welt“ (Solothurn, 1999)
„Magic mushrooms around the world“ (Los Angeles, 1996)
„Chemische Kampfstoffe – der Tod kam aus Deutschland“ (Löhrbach, 2002)
„Vom griechischen Feuer zum Dynamit – eine Kulturgeschichte der Explosivstoffe“ (Hamburg, 2007, 2013 auch als eBook bei Amazon)